Dr Marcel VEAUDEAU

Interne des Hôpitaux de la Maternité

Lauréat de l'Association des Anciens Internes (Chirurgie 1912)

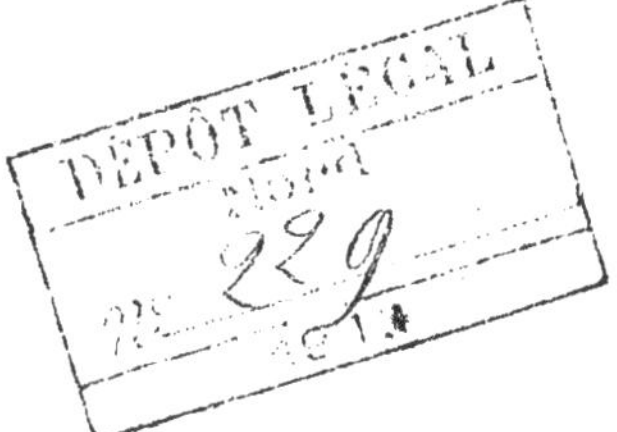

CONTRIBUTION A LA CHIRURGIE

DES

CANCERS DU CÔLON

LILLE

E. DUFRENOY, Éditeur

2, rue Jean-Bart, 2

1913

Dr Marcel VEAUDEAU

Interne des Hôpitaux de la Maternité
Lauréat de l'Association des Anciens Internes (Chirurgie 1912)

CONTRIBUTION A LA CHIRURGIE

DES

CANCERS DU CÔLON

LILLE
E. DUFRENOY, Éditeur
2, rue Jean-Bart, 2
1913

A MA FEMME

———

A MON PÈRE ET A MA MÈRE

Dont la bonté est inépuisable.

———

A MON FRÈRE ET A MA BELLE-SŒUR

———

A MES BEAUX-PARENTS. A MON BEAU-FRÈRE

———

A MES ONCLES, TANTES,
COUSINS ET COUSINES

———

A MES CAMARADES D'INTERNAT
ET D'ÉTUDES

———

A MES AMIS

———

A Mon Président de Thèse

Monsieur le Docteur LAMBRET

Professeur de Clinique chirurgicale à l'Hôpital Saint-Sauveur
Membre correspondant de la Société de Chirurgie
Chevalier de la Légion d'honneur

(Internat 1912-1913)

Cher Maître,

Lorsque, il y a un an et demie, nous eûmes l'honneur de devenir votre interne, ce nous fut une joie semblable à celle qu'on éprouve à lire un livre nouveau et attachant.

Depuis lors, nous eûmes le plus le plus vif désir de puiser à cet enseignement clinique et technique, touffu et lumineux, hardi, mais d'un soin extrême et d'une remarquable précision, et nous pouvons dire que chaque jour nous apporta l'occasion de nous instruire à votre exemple.

En outre, de nous avoir confié, pour notre thèse, un sujet qui vous intéressait particulièrement.

Nous vous sommes profondément reconnaissant.

A Monsieur le Docteur COMBEMALE

Doyen de la Faculté de Médecine
Professeur de Clinique médicale à l'Hôpital de la Charité
Chevalier de la Légion d'honneur

(Externat 1908)

A Monsieur le Docteur GAUDIER

Professeur de Clinique chirurgicale infantile
à l'Hôpital Saint-Sauveur

(Externat 1907)

Cher Maître,

C'est dans votre service où, jeune externe, nous fûmes mis pour la première fois au contact direct des malades.

Nous y reçumes, dispensés avec esprit et avec luxe, les premiers conseils chirurgicaux et l'enseignement de la pathologie chirurgicale infantile.

Veuillez agréer le témoignage de notre reconnaissance.

A Monsieur le Docteur BAUDRY

Professeur de Clinique optalmologique à l'Hôpital Saint-Sauveur

(Externat 1907)

A Monsieur le Docteur DUBAR

Professeur de Clinique chirurgicale à l'Hôpital de la Charité
Officier de la Légion d'honneur

En reconnaissance de l'enseignement de la gynécologie reçu pendant les six mois passés dans son service.

(Internat 1911)

A Monsieur le Docteur OUI

Professeur de Clinique obstétricale à l'Hôpital de la Charité
Membre correspondant de l'Académie de Médecine
Chevalier de la Légion d'honneur

(Internat 1911)

Les mois que nous avons passés dans votre service resteront parmi les plus agréables de notre vie d'étudiant.

Nous y fûmes accueilli avec bienveillance, et grâce à la large part d'initiative qui nous fut laissée, nous avons pu, en mainte circonstance difficile, appliquer les règles de votre enseignement limpide et précis.

Nous sommes touchés des preuves d'intérêt que vous nous avez données depuis.

———

A Monsieur le Professeur Agrégé POTEL

———

A Monsieur le Professeur Agrégé LEFORT

———

A Monsieur le Professeur Agrégé VANVERTS

———

A Monsieur le Professeur Agrégé MINET

En qui j'ai eu le bonheur de trouver durant, mon passage dans le service de Monsieur le Professeur COMBEMALE, un Maître et un Ami.

———

A Mes Chefs de Clinique
et de Conférence d'Internat

Les Docteurs DEBEYRE, DEBÈVE, MINET,
VERHAEGHE, VOUTERS, TRAMBLIN,
PÉLISSIER

———

PRÉFACE

A la suite d'un certain nombre d'interventions dirigées contre des néoplasmes du côlon par notre Maître M. le Professeur LAMBRET, celui-ci nous incita à rechercher quel était l'état actuel de la chirurgie de ces tumeurs, et si l'étude des faits nouveaux permettait de justifier pleinement les tendances récentes à substituer aux colectomies en plusieurs temps les colectomies en un temps.

Dans ce but nous nous sommes efforcé de réunir toutes les observations nouvelles publiées sur ce sujet depuis 1907, date à laquelle parut le dernier travail le plus important et le plus complet traitant de la chirurgie des tumeurs du côlon (OKINCZYC, Paris 1907). Nous avons colligé un nombre assez important d'observations isolées, et parcouru plusieurs revues générales tant étrangères que françaises traitant du même sujet. Grâce à ce matériel et en nous aidant des travaux français les plus remarquables parus antérieurement (DUVAL, Paris 1902; CAVAILLON, Lyon 1905; OKINCZYC, Paris 1907); DESMAREST, Paris 1908 etc.), nous nous sommes efforcé d'établir quelle était la ligne de conduite dictée au chirurgien par la présence d'un cancer colique au cours des différentes phases de l'évolution de ce cancer. Nous avons plus spécialement en vue au cours de ce travail, les cancers situés sur le côlon, nous réservant cependant d'énoncer de façon rapide les faits nouveaux se rapportant aux cancers du cæcum. Ceux-ci ne peuvent, quoi qu'on en ait dit, être complètement distingués des premiers, car s'ils en diffèrent par quelques points de détail, les lois générales qui régissent leur chirurgie sont identiques.

L'opinion que nous nous sommes faite à l'examen de ces documents tant anciens que récents nous a paru suffisamment nette pour que le plan de ce travail pût être conçu de la façon suivante :

Après quelques mots rapides d'historique, nous allons passer en revue les différentes étapes de l'évolution des cancers coliques au cours desquelles le chirurgien peut être appelé à intervenir, et indiquer quelles sont les décisions opératoires qu'il doit prendre.

Nous examinerons successivement :

1º *Les cancers compliqués* :

    L'occlusion aiguë;

    L'invagination;

    L'infection.

2º *Les cancers non compliqués.*

HISTORIQUE

« Si la tumeur est extirpable, le malade encore résistant, il faut se garder de céder à la tentation de faire la résection en un temps. Même en présence d'une tumeur mobile, sans adhérence, bien localisée, sans complication, on n'a pas le droit d'exposer un malade aux nombreuses chances de mort de l'entérectomie avec entérorraphie immédiate. On doit opérer en plusieurs temps. La seule opération à faire est l'anus, l'anus cæcal qui draine, met au repos et permet la désinfection du néoplasme. Dans un second temps, quinze jours ou trois semaines après, la tumeur est enlevée. Les sutures sont tenues à l'abri des matières pendant quinze jours ou trois semaines encore et on pratique enfin la cure de la fistule cæcale.

» ,... L'entérectomie avec entérorraphie en un temps est une opération d'une gravité considérable (40 à 60 %). L'entérectomie par la méthode des opérations successives acquiert une inocuité absolue (13 %).» (Cavaillon, Thèse Lyon, 1905).

« La résection en un temps suivie d'entéro-anasthomose est l'opération de choix en dehors des complications, de l'occlusion et des contre-indications tirées de l'état général ». (VIANNEY, *XXVe Congrès de l'Association française de chirurgie*, 1912).

Si nous avons énoncé ces deux opinions également autorisées et si contradictoires, émises à sept années de distance sur le traitement de la même affection prise dans les mêmes conditions, c'est qu'elles expriment bien quelle transformation complète s'est faite sur ce point comme sur tant d'autres, dans l'esprit des chirurgiens qui se sont occupés de la thérapeutique des affections intestinales. En réalité, l'opinion de VIANNEY ne constitue pas une manifestation isolée, mais une conviction solidement assise sur des faits chez un nombre de plus en plus imposant de chirurgiens. On ne peut n'être pas impressionné par les succès de REICHEL, VON HABERER, VIANNEY, obtenus par colectomie en un temps.

Reste à déterminer quelles sont les conditions dans lesquelles cette thérapeutique est applicable et comment il faut en concevoir la réalisation. Le sort réservé aux tumeurs coliques subit des fluctuations diverses. En plein épanouissement de la chirurgie intestinale, découragés par les désastres répétés des résections primitives, les chirurgiens s'adonnèrent exclusivement aux opérations palliatives et l'établissement d'un anus définitif fut pendant un certain temps considéré dans tous les cas comme une loi.

C'est l'opinion qui prévalut il y a une quinzaine d'années, et le mémoire de DE BOVIS, important et documenté, la confirme et l'appuie de toutes les forces de ses 426 observations.

C'est alors que les travaux de Mickulicz, Wœlfler, Hahn, Albert, Hochenegg, en Allemagne et en Autriche; Mayo, Robson, Littlewood, Paul, en Angleterre; Hartmann, Montprofit, Micaud, Jaboulaz, Quenu, etc… en France, reprenant la question dans les travaux d'ensemble ou à propos de faits particuliers, s'efforcent de jeter une plus vive lumière sur cette question embrouillée et alors naissent les opérations en plusieurs temps, les anus préalables, les extériorisations, les exclusions, etc. La distinction devient du reste de plus en plus nettement tranchée entre les cancers non compliqués et les cancers compliqués. La notion de septicité en amont des rétrécissements intestinaux occupe la place qu'elle mérite dans les données du problème thérapeutique où le symptôme occlusion commande un temps préliminaire à l'exérèse : l'anus sous ses diverses variétés.

Depuis lors une série de remarquables travaux précisent la chirurgie du gros intestin, parmi lesquels il faut citer tout particulièrement les thèses de Duval, Cavaillon et Okinczyc, Desmarest ; Duval élargit les limites de l'extériorisation, donc de l'extirpation par le décollement des mésos — porte-vaisseaux — Cavaillon s'attache à déterminer les conditions d'opérabilité différente des cancers droits et des cancers gauches, insiste sur la gravité des ablations en un temps qu'il oppose à la bénignité des procédés en plusieurs temps. Il reviendra du reste dans la suite sur ces idées directrices et les préisera.

OKINCZYC, après une étude approfondie des moyens de diagnostic précoce, pose le bases des indications d'interventions en un temps à l'aide des statistiques favorables les plus récentes.

DESMAREST s'attache plus particulièrement à l'étude du cancer cæcal qu'il individualise, en trace l'histoire clinique et règle de façon que les faits nouveaux permettent de considérer comme définitive sa thérapeutique chirurgicale.

Depuis lors la question paraît jugée au moins pour ce qui a trait aux cancers compliqués; à l'heure actuelle l'intérêt est concentré dans les discussions entre partisans des colectomies en plusieurs temps et partisans des colectomies en un temps. Les dissensions ne sont qu'apparentes, et nous le verrons, la juste conception réside dans une discussion très serrée et très stricte de l'état général et intestinal du malade; la conclusion étant que si la colectomie en un temps, qui satisfait si pleinement le goût chirurgical, convient à un nombre très restreint de cas, vus, diagnostiqués et opérés très précocement, les cas douteux, les cas « limites » sont justiciables des ablations en plusieurs temps, chirurgie moins brillante, mais moins meurtrière.

CHAPITRE PREMIER

CANCERS COMPLIQUÉS

A. — Occlusion aiguë

C'est de beaucoup la plus fréquente des complications des cancers coliques. Elle prend au cours de l'évolution de ces cancers une importance de premier ordre, car un tiers des malades se présentent au chirurgien sous le coup de cette redoutable complication.

Ce n'est point que ceux-ci manquent de moyens d'investigation qui leur permettent un diagnostic suffisamment précoce, mais le jour est lointain encore où, souffrant de quelques crises diarrhéiques, de constipation (cette affection n'est-elle pas de règle chez la femme), d'une anémie légère ou de quelques troubles intestinaux, l'état général restant satisfaisant, tel malade se soumettra de son plein gré à des examens répétés, analyse des matières fécales, repas ou lavements bismuthés, insufflation colique, etc. Bien que cet état d'esprit soit désirable au plus haut point, il faudra se résoudre longtemps encore à intervenir chez des malades en état d'occlusion.

Or, tous les chirurgiens sont aujourd'hui d'accord

sur ce point : cet état comporte une gravité toute particulière.

Les malades en occlusion, où qu'elle siège, sont prédisposés à l'infection et au shock. En outre, du fait du siège éloigné de cette occlusion sur le tractus intestinal, ces malades vomissent tard, le ventre ne se ballonne pas précocement, et lorsque ces symptômes font leur apparition, l'intoxication a fait son œuvre ; tente-t-on quelqu'intervention un peu longue, souvent pénible à cause du ballonnement considérable des anses intestinales, ou bien, l'issue fatale se produit sur la table ou quelques instants après, ou bien, remis au chaud, remonté à l'aide du sérum, des toni-cardiaques les plus énergiques, le pouls reste rapide et faible, la température basse, et la mort se produit dans les premières journées.

C'est pour n'avoir pas résisté à la tentation de traiter de façon logique par la résection et l'anastomose consécutive, des tumeurs coliques, mobiles, extériorisables, s'offrant d'elles-mêmes aux mains du chirurgien, que, au début de la chirurgie intestinale, la colectomie eût si mauvaise réputation.

Donc, un malade en état d'intoxication plus ou moins profonde, un intestin volumineux, distendu par les gaz, difficile à maintenir dans des compresses et surtout à réintégrer dans l'abdomen, une coprostase particulièrement pénible, une inégalité parfois considérable entre les deux bouts, supérieur et inférieur, un état anatomique défectueux du bout supérieur où la stase et l'infection chronique ont déterminé des ulcérations de la muqueuse ou de l'infiltration des tuniques. Voilà les éléments du pronostic opératoire.

De toutes ces raisons d'insuccès, celle qui joue le principal rôle et qui à elle seule contre indique tout autre tentative que l'anus, c'est l'état de septicité du contenu intestinal au-dessus de la sténose. Un malade a-t-il été opéré tôt après le début de l'occlusion, l'intervention a-t-elle été menée de façon rapide, avec un minimum d'anesthésique sur un intestin bien mobile, extériorisable; ne s'est-il produit aucun incident douteux au cours des manœuvres : si l'opéré se réchauffe, si le pouls devient moins rapide et mieux frappé, si la langue s'humidifie et si le facies s'éclaire, il ne faut pas se hâter de crier victoire ; le malade n'est pas mort de shock dans les vingt-quatre heures, il a toutes les raisons de mourir au troisième ou quatrième jour de péritonite, et cela s'explique par l'état du contenu intestinal du dessus de la tumeur.

QUENU raconte que le gendre de M. METCHNIKOFF, voulant entreprendre l'étude de la flore intestinale au-dessus des rétrécissements, dut y renoncer tant elle est luxuriante.

ROGER et GARNIER (*C. R. soc. de Biologie*, avril 1906) ont montré qu'au cours de l'obstruction expérimentale de l'intestin le sang est fréquemment envahi par les microbes. Sur les chiens mis en expérience, ils ont obtenu par hémoculture un anaérobie strict accompagné parfois d'un coli. Ils ont isolé cet anaérobie et l'ont inoculé à des cobayes. Sous la peau il donne lieu à des escharres. Dans les veines il tue à la dose de 1 cmc.

Ces auteurs après avoir déterminé l'étranglement expérimental à l'aide d'anneaux de caoutchouc, se sont rendu compte qu'il existait des microbes dans toutes les tuniques de l'intestin et parmi ceux-ci, *b. coli*, *b. putrificus*, *b. phlegmonæ*, *b. emphysematosæ*, *b. Franckel*, tous anaérobies.

Ils ont en outre remarqué que leur migration à travers la paroi était favorisée par la névrose de cette dernière, ce qui explique qu'au cours de l'obstruction par cancer l'infection doit être particulièrement rapide et virulente.

Il résulte de ces recherches qu'il existe au-dessus des rétrécissements néoplasiques du côlon, non seulement dans la lumière de l'intestin, mais dans les parois elles-mêmes de cet intestin, une flore d'anaérobies très virulents. Or quelles que soient les précautions opératoires, il ne se peut pas qu'à un moment donné de l'intervention, ne fût-ce qu'au cours de la suture perforante, le péritoine voisin ne soit infecté.

La virulence particulière des microbes, l'état d'intoxication, et de shock du malade, font la gravité de cette infection.

Ces conceptions théoriques, les faits cliniques les confirment.

I. — Voici quels ont été les résultats des résections en un temps pratiquées sur des malades en état d'occlusion.

Cavaillon (1905) : 10 résections, 7 morts;
mortalité : 70 %.

Petermann (1908) : 47 résections, mortalité 75 %

Denk (1909) : 6 cas = 4 décès. (Clinique de
Von Eiselsberg).

Wadenstrom (1911) : mortalité : 69 %.

Schmidt (1911) : mortalité 66 %.

Ansimoff (1909) : 10 cas, 9 morts, 90 %.

Ces chiffres montrent de façon évidente que la colectomie en un temps est un procédé meutrier et qu'on n'a pas le droit d'y avoir recours.

II. — Certains chirurgiens, désireux de rétablir la continuité de l'intestin en évitant les inconvénients de l'anus contre nature, ont pratiqué sur leurs malades en occlusion des entéro-anastomoses.

Voici quels en ont été les résultats :

Ranzi (1904) 3 cas (iléo-colostomie), 3 morts.

Okinczyc et Combier (1909) iléo-colostomie
(col. transv.) iso-péristaltique, mort.

Ansimoff (1909) 5 cas, 5 morts.

Waldenstrom (1911) 5 cas, 5 morts.

Schmidt (1911) 1 cas, 1 mort.

Comme la résection en un temps, cette intervention met à contribution les ressources vitales du malade fortement compromises par l'occlusion et l'expose à la péritonite pour les mêmes raisons. La mortalité est particulièrement angoissante. Plus encore que la colectomie en un temps, elle tue les opérés autant de shock que d'infection; à l'ouverture de l'intestin en amont de la tumeur s'ajoute l'ouverture de l'intestin plus ou moins bas suivant le siège de l'anastomose, or plus l'anastomose porte bas vers le rectum, plus le contenu est septique, plus elle est grave.

On n'a pas le droit en cas d'occlusion, de procéder à l'entéro-anastomose.

III. — L'extériorisation de la tumeur et son ouverture secondaire semblent à priori le procédé de choix : le type est l'opération de HAHN-BLOCH qui comprend plusieurs temps. Le premier consiste en la fixation de la tumeur à la paroi ; le second, l'ouverture et la résection de la tumeur extériorisée, qui se fait quarante-huit heures après. Il reste pour terminer à pratiquer la cure de l'anus contre nature ainsi créé.

Comme nous le verrons plus loin en étudiant les procédés d'exérèse des tumeurs non compliquées, cette méthode permet l'ouverture de l'intestin hors du péritoine et à ce point de vue elle est évidemment supérieure aux précédentes. Elle est passible cependant de graves reproches en ce qui concerne les tumeurs compliquées d'occlusion. Tout d'abord elle nécessite une laparotomie exploratrice, opération grave chez les occlus. Beaucoup d'entre eux meurent de shock d'autant que la recherche peut être pénible à cause du météorisme intestinal.

Elle est impossible, à moins de débridements et décollements d'exécution difficile chez de tels malades dans les cas de tumeurs adhérentes.

Elle nécessite l'anesthésie générale.

Les méthodes en plusieurs temps, excellentes comme nous le verrons, dans les cas de cancers non compliqués ne conviennent pas aux cancers compliqués d'occlusion.

RANZI (1904), mortalité 36 %.

DENK (VON EISELSBERG, 1909) : 6 cas, 3 décès; 50 %.

SCHMIDT (1911), 1 cas, 1 mort.

Dans le but de répondre à la nécessité d'établir la vidange de l'intestin en préparant une ablation ultérieure exempte de dangers, VIANNAY et THIOLLIER chez un malade en occlusion porteur d'un squirrhe en virole du côlon descendant, firent en une seule séance l'extériorisation de la tumeur et un anus sus-jacent. Le résultat fut parfait. A la rigueur on pourrait avoir recours à ce procédé en présence d'un malade se présentant dès le début de l'occlusion, et dès le début de l'évolution du cancer, encore parfaitement résistant et capable de supporter d'emblée deux interventions dont l'une au moins, l'extériorisation, exige l'anesthésie générale. A bien juger il semble que même en présence de ces rares conditions d'opérabilité, on doive avoir quelque hésitation à faire courir à un malade le risque d'une intervention qui donne de 30 à 50 % de mortalité, puisqu'on peut se décider en faveur d'une intervention infiniment moins meurtrière; l'anus contre nature.

IV. — L'anus contre-nature est à juste titre l'opération de choix. Tout d'abord, qu'on se décide plus tard à une résection ou à une entéro-anastomose, il constitue le temps préliminaire à de nombreux procédés d'ablation très favorables, avantage à longue échéance. Mais il s'agit de parer au plus pressé, et il constitue le moyen le meilleur et le plus inoffensif; il permet la vidange du bout supérieur, pare aux accidents d'infection et d'intoxication (anaérobies). Sa confection exige un minimum de temps, un minimum de manipulation, un minimum de toxiques.

A première vue, certaines statistiques d'anus faits en occlusion pour cancer paraissent assez chargées.

MICKULICZ	25 cas	5 morts.
WALDENSTROM.	8 cas	6 morts.
SCHMIDT	16 cas	3 morts.

Ces résultats demandent à être discutés. Il faut remarquer tout d'abord que les cas qui ont été jugés justiciables de l'anus pur et simple sont les plus graves, soit que les malades fussent des occlus de longue date, ou que leur état fut si précaire qu'ils fussent jugés incapables de supporter toute autre intervention. On ne peut grever la statistique opératoire de l'anus des cas qui par avance étaient voués à l'insuccès; pratiqués sur des malades profondément intoxiqués refroidis, ballonnés, à température basse et à pouls rapide, à travers l'intestin desquels une diapédèse de microbes extrêmement virulents s'est faite; ces malades que la mort a déjà touchés, aucune intervention n'est capable de les sauver. Et cependant, pratiquée dans les conditions que nous allons indiquer, l'opération de l'anus est, *en elle-même*, une intervention d'une inocuité absolue. Les malades de nos observations V et VI ont parfaitement supporté la confection de l'anus cæcal fait en période d'occlusion.

1° Où faut-il faire l'anus?

2° Comment faut-il le faire?

Le siège. — C'est une loi générale qui règle la conduite à tenir en pareil cas. En cas d'occlusion aiguë, c'est dans la fosse iliaque droite qu'il faut aller. On a de cette façon sous la main les anses grêles et le cæcum. C'est ce dernier qui donne la clef du siège de l'obstacle. Plat et de dimensions faibles, il indique que cet obstacle siège sur l'iléon, et il est alors facile d'attirer une anse iléale ditatée et d'y constituer un anus.

Est-il au contraire dilaté, c'est que l'obstacle siège sur le côlon, et c'est sur le cæcum lui-même que portera l'anus.

On a reproché à l'anus cæcal d'être situé sur une portion de l'intestin où les matières sont trop liquides et encore acides, ce qui rend la bouche incontinente. L'écoulement constant de ces liquides sur la peau voisine déterminerait à la longue de l'érythème et de l'érosion.

En réalité, cet état de fluidité constitue au cours des occlusions une condition favorable au siphonage de l'intestin et à la vidange du bout supérieur à l'obstacle.

Malgré l'avis de Paul qui considère l'anus cæcal

comme « une abomination » (dans sa pratique personnelle de 1901 à 1911 comportant 68 cas, PAUL n'a fait qu'une fois l'anus cæcal ; il lui préfère l'anus lombaire), la majorité des chirurgiens lui donne la préférence et lui reconnaît des qualités.

1º Un drainage parfait du gros intestin.

2º Il constitue le premier temps de nombreux procédés d'excision en plusieurs temps.

B. — Comment faut-il pratiquer l'anus

Les procédés d'anus sont innombrables, aussi notre intention n'est-elle pas d'en discuter la valeur relative, mais bien plutôt de décrire le procédé d'anesthésie qui nous paraît convenir le mieux en pareil cas.

Ce point de vue de l'anesthésie a, dans ces conditions, une importance capitale. Nul doute que l'anesthésie générale soit une des causes les plus effectives de la mortalité opératoire. Au plus haut point intoxiqués par le fait de l'occlusion intestinale, ces malades ne sont nullement en état d'éliminer ce nouvel apport de toxiques, chloroforme ou éther. De nombreux résultats favorables obtenus dans la confection d'anus pratiqués sous l'anesthésie locale viennent corroborer cette opinion.

Au cours d'un nombre important d'opérations faites par M. le professeur LAMBRET sur le tractus digestif (78 gastro-entérostomies ; 31 appendicites ; gastrostomies, jéjunostomies, anus contre-nature, etc...), pratiqués uniquement sous le mode d'anesthésie locale que nous allons décrire, nous avons pu constater quel secours on pouvait tirer de l'injection préalable de « Pantopon ».

Celle-ci sera faite une heure à une heure et demie avant l'intervention, on injectera de 2 à 4 cm³ en une ou deux fois selon la dose. Le malade est laissé seul, dans l'obscurité ; il est remarquable en effet que la présence de personnes susceptibles de lui causer quelque distraction soit néfaste à l'action de l'anesthésique. Quelques minutes après l'injection, les malades sont pris de sommeil, les uns s'endorment, les autres somnolent dans un état de quiétude et d'hébétude parfois assez prononcé.

Dès lors, toute cause susceptible de les tirer de cet état, bruit, lumière ou conversation, doit être soigneusement écartée.

Transporté, porté sur la table d'opération, même dans le cas où rien n'interdirait qu'il y vint par ses propres moyens, le malade repose, les yeux protégés d'un linge qui forme écran. Le pouls est habituellement vibrant et bien frappé. Le visage est rouge, les yeux sont injectés. D'emblée, du reste, on se rend compte avec un peu d'habitude, des résultats de cette préparation pré-anesthésique.

Anesthésie. — Solution de novocaïne à 1/2 % additionnée de suprarénine. Seringue de GENTILE avec aiguilles courbes pour l'anesthésie superficielle, aiguilles droites pour l'anesthésie profonde.

1º Ligne d'anesthésie dermo-sous-dermique, l'aiguille cheminant horizontalement.

2º Anesthésie profonde. Cette anesthésie va porter sur les couches sus et sous-aponévrotiques (muscles) et le péritoine pariétal.

Le péritoine viscéral et l'intestin sont insensibles.

L'aiguille va cheminer d'une extrémité de la ligne d'incision à l'autre par ponctions séparées; tandis que les doigts de la main gauche tendent la peau, la main droite enfonce perpendiculairement à la peau l'aiguille qui, de 2 centimètres en 2 centimètres, traverse successivement peau, tissu cellulaire sous-cutané. Elle rencontre un plan résistant, tendu, l'aponévrose, au contact duquel elle dépose $1/2$ cm³ à 1cm³ environ de la solution. Continuant sa route, l'aiguille déprime ce plan résistant et brusquement le traverse, telle un instrument pointu à travers une peau de tambour; chez les individus fortement musclés, il n'est pas rare de percevoir à ce moment un bruit spécial. Chez ceux dont l'aponévrose est mince et lâche, cette sensation peut manquer et pour se rendre compte que la pointe s'est engagée au travers, il suffit de mouvoir latéralement l'aiguille qui, mobile dans les couches sus-aponévrotiques, est bridée par l'aponévrose et au-dessous d'elle. L'aiguille dépose 1 cm³ environ de la solution en plein muscle et cheminant plus profondément arrive brusquement dans le tissu cellulaire sous-péritonéal. Avec un peu d'habitude on se rend parfaitement compte de cette « éclair-

cie ». La pointe de l'aiguille devient alors libre. C'est
là une des étapes importantes de l'anesthésie car de
toutes les couches de la paroi, le péritoine pariétal
est le plus sensible. On y dépose 1 cm³ de la solution.
L'aiguille est ensuite portée 2 centimètres plus bas.
Une friction légère favorise la dissémination dans les
tissus de la solution de novocaïne, son « infiltration ».
On déverse de cette façon dans les tissus environ
10 à 20 cm³ de la solution, ce qui correspond à 0 gr. 05
à 0 gr. 10 de novocaïne. Il est assez rare à pareille
dose de constater des phénomènes d'intoxication
cocaïnique légère, tels que pâleur et sueurs froides,
nausées, sensation de constriction thoracique et particulièrement cette plainte toujours la même chez le
même malade et qu'on retrouve chez un grand nombre
d'entre eux, mélopée monotone et douce qui n'a aucun
rapport avec la douleur, de l'aveu des opérés eux-
mêmes. En réalité, l'organisme est loin d'absorber la
quantité totale de l'anesthésique, on retrouve la solution au cours du cheminement à travers les couches de
la paroi, et les compresses ont tôt fait d'en absorber la
plus grande part.

Faite dix minutes après la fin de l'anesthésie,
l'intervention est indolore, à condition que les gestes
soient précis et légers sans à-coups et sans brutalité.

Lorsqu'on parvient au tissu cellulaire sous-péritonéal, d'emblée on connaît la valeur de l'anesthésie.
Bien faite, le péritoine n'est pas comme d'ordinaire,
accolé aux muscles, mais on trouve une couche de
1 cm³ environ d'un tissu œdémateux et pâle qui cache

un péritoine décollé lâche et flottant; d'un coup de
ciseaux on tombe dans la cavité abdominale. Dans
les conditions différentes de l'occlusion où le cæcum
a tendance à faire saillie par la plaie, il y règne un
calme absolu, à peine un très léger mouvement de haut
en bas de la masse intestinale, correspondant aux
mouvements respiratoires et qui n'a rien de comparable
aux oscillations énergiques de l'anesthésie
chloroformique et à la danse effrénée de l'anesthésie
par l'éther; dans les cas favorables, chez un malade
« propice » et ne poussant pas, les anses intestinales
dorment, accolées à la paroi postérieure. L'anse qui
convient est choisie et fixée à la paroi. Le reste de l'intervention est mené comme de coutume. Pour en finir
avec ce qui a rapport à la technique de l'anus, ajou-
tons que, lors de la fermeture, on tirera de l'anesthésie
locale de gros avantages. Faite sous toute autre anesthésie, cette opération est, si non difficile, du moins
délicate; les incisions font saigner abondamment, le
sang imbibe les tissus, les rend méconnaissables et
la recherche des différentes places en particulier du
péritoine, est laborieuse. L'anesthésie par infiltration
aplanit ces difficultés. Faite correctement plan par
plan, elle prépare la voie au bistouri en ce sens que
les différentes couches se trouvent dissociées d'avance
par la solution anesthésique. L'anus sera complété
par un drainage continu avec siphonage, ce qui facilitera l'évacuation du contenu intestinal habituellement liquide dans les cas d'occlusion. Il aura l'avantage d'éviter la rétention des matières en arrière du

pansement et aussi toute souillure de la paroi et des sutures.

Il se peut que le chirurgien tombe sur un cancer cæcal auquel cas il se trouve dans la nécessité de pratiquer l'anus sur l'intestin grêle; or, malgré les difficultés qu'il y a chez les malades opérés tardivement et dont l'intestin est très ballonné, à se rendre compte de la distance qui sépare l'anse choisie du cæcum, il faudra s'efforcer de s'orienter en allant, de la tumeur vers l'intestin grêle, pour ne pas s'exposer en saisissant la première anse qui se présente, à aboucher une région intestinale haute. Il en résulterait une dénutrition rapide et pour avoir paré aux accidents immédiats de l'occlusion, on n'aurait rendu au malade qu'un service précaire.

De ces considérations rapides nous pouvons tirer les conclusions suivantes :

I. Aux cas de cancers du côlon en état d'occlusion ne conviennent.

ni l'entérectomie en un temps,
ni les entéro-anastomoses,
qui sont des plus meurtrières.

II. Dans des conditions très rarement réalisées : précocité de l'intervention, résistance particulière du malade, on pourrait tenter l'extériorisation suivie de l'ablation quarante-huit heures après. Mais il faut savoir que cette technique nécessite : l'anesthésie générale, une laparomotie exploratrice large. On peut tomber sur une tumeur adhérente et de libération difficile. En somme, il s'agit d'une manœuvre qui peut être longue et pénible, et que très peu d'occlus sont en état de supporter.

III. La seule conduite qui convienne serait la confection d'un anus cæcal, fait à l'anesthésie locale par infiltration, avec siphonage continu. Cette intervention qui est bénigne, rapide et nullement choquante pourra constituer en outre le premier temps d'une intervention radicale ultérieure.

B. *Invagination*. — On considère habituellement l'invagination comme une complication rare du cancer du côlon. Elle survient avec une fréquence différente suivant les régions. Cette fréquence est fonction de la disposition anatomique de la portion de l'intestin sur laquelle siège la tumeur, et aussi des relations de cette tumeur avec les organes voisins. Relativement fréquente sur le cæcum et l'S iliaque qui sont mobiles, elle est rare au niveau du côlon transverse, ascendant et descendant.

D'ailleurs l'invagination est l'apanage des cancers au début chez lesquels l'envahissement néoplasique est resté limité aux tuniques intestinales et tout comme l'occlusion, elle constitue chez les malades insuffisamment prévenus et attentifs, un des premiers symptômes qui attirent l'attention sur le néoplasme.

C'est le plus souvent par des symptômes d'occlusion incomplète chronique qu'elle se manifeste; c'est la constipation, une douleur fixe, un météorisme abdominal léger et variable qui attirent l'attention; la palpation révèle le signe le plus important qui est donné par la perception d'une tumeur en boudin, limitée, mobile ; c'est la raison pour laquelle le diagnostic « tumeur » est porté le plus souvent, ce qui n'est pas sans présenter quelques dangers, car, invagination beaucoup plus encore que tumeur, impose une intervention rapide, puisque, à l'abri d'une temporisation prudente, d'un anus préliminaire, les lésions destructives continuent leur évolution vers la perforation et la péritonite.

L'invagination se produit avec une plus grande fréquence, soit au niveau du cæcum-côlon ascendant, soit au niveau de l'S iliaque.

Il faut envisager séparément les invaginations iléocæcales dans le côlon et les invaginations colo-coliques GERNEZ).

I. — INVAGINATION D'UNE TUMEUR ILÉO-CÆCALE, OU CÆCALE, DANS LE CÔLON.

Ces invaginations remontent parfois très haut, jusqu'à l'angle gauche du côlon.

Elles sont dans la grande majorité des cas irréductibles à cause de leur volume, et surtout à cause des adhérences séro-séreuses.

A. *La tumeur peut-elle être désinvaginée* (cas rare).— On fera la désinvagination, suivie de l'ablation, et on rétablira la continuité intestinale par un abouchement de l'Iléon dans le côlon. Cette désinvagination est une intervention délicate, à cause de la friabilité des gaines, et ce serait une erreur que de procéder par traction. Le point important qui amorce la désinvagination est le pétrissage, la réduction de la tête d'invagination à travers la gaine périphérique. Il ne faut pas tirer, mais exprimer.

Cas de SYME (*Thérapeutic Gazette*, 1900).

Invagination par tumeur du cæcum et du côlon ascendant; désinvagination, résection, implantation de l'iléon sous le côlon pelvien.

B. *La tumeur ne peut être désinvaginée* (cas fréquent) De deux choses l'une :

a) Ou bien la tumeur est suffisamment mobile pour être extériorisée (dans ce cas, il convient de faire la résection;

ou en un temps (l'intervention n'a jamais été faite pour tumeur cæcale);

ou en plusieurs temps, ce qui constitue la méthode de choix (voir plus loin).

b) Ou bien la tumeur est très adhérente et inextériorisable. On doit renoncer à la résection, et on est réduit à une des interventions palliatives. Parmi celles-ci :

L'anus doit être rejeté, car :

Il ne combat qu'un symptôme, l'obstruction.

Il laisse dans l'abdomen l'anse invaginée sans modifications des parties constituantes.

L'affection continue d'évoluer vers la péritonite par perforation au niveau d'une ulcération.

KASEMAYER (1911) donne :

Anus : 8 cas 8 morts

L'entéro-anastomose. — Elle ne suffit pas à fermer aux matières le chemin de l'anse portant l'invagination entre les deux bouches.

Elle ne modifie ni les conditions de vascularisation, ni la septicité de l'anse invaginée ou invaginante; elle laisse évoluer les phénomènes d'ulcérations septique de la gaine.

L'exclusion. — Elle ne modifie pas les conditions de vascularisation de l'anse, mais elle modifie son état de septicité.

Or, « dans l'invagination chronique, les lésions les plus graves, celles qui sont d'une importance capitale pour l'évolution ultérieure, sont celles de la gaine » (GERNEZ).

Les lésions de la gaine sont des ulcérations dans la pathogénie desquelles l'infection joue un rôle considérable (LETULLE).

Or, seule, l'exclusion est capable de détourner le cours des matières de l'anse malade, et c'est en détournant les matières qu'on détruit le facteur le plus important des ulcérations : l'infection.

II. — INVAGINATIONS COLO-COLIQUES PAR CANCERS DU CÔLON.

A. *Invaginations dont la tête ne dépasse pas l'S iliaque.*

a) *La désinvagination est possible.* Il faut désinvaginer réséquer le cancer, et faire une suture colo-colique.

Cas de VON EISELSBERG. — Invagination d'une tumeur de l'S iliaque dans le côlon descendant. Désinvagination, résection de la tumeur et d'un coin mésentérique. Anastomose bout à bout; guérison.

b) *La désinvagination est impossible.* — Ou bien la tumeur est extériorisable : on la résèque, soit en un temps (MEYER, *Medical Record*, mai 1902). Invagination du côlon ascendant dans le transverse. Résection. Anastomose bout à bout au MURPHY. Guérison. Sarcôme).

Soit en plusieurs temps (voir plus loin).

— Ou bien la tumeur n'est pas extériorisable. Dans ce cas, c'est l'exclusion, comme nous l'avons vu plus haut.

B. *Invaginations du côlon pelvien.* — « L'invagination peut se faire dans l'anse sigmoïde même et ne pas dépasser le segment présacré de celle-ci; elle se présente alors comme une tumeur coli-pelvienne;

— Ou bien progressant davantage, elle peut atteindre l'ampoule rectale et constitue alors véritablement une tumeur rectale;

— Ou bien encore, franchissant l'anus, elle constitue une invagination procidente du côlon. Cette dernière disposition est toute particulière.

Dans les deux premiers cas, l'invagination intra-sigmoïdienne ou intra-rectale peut être mobile ou fixe, la désinvagination possible ou impraticable (la laparotomie seule peut fixer sur ce point). L'invagination intra-sigmoïdienne fixe ou mobile, peut être traitée par la colectomie simple.

Mobile, elle peut être désinvaginée et le néoplasme

traité directement. Fixe, la colectomie sera très large, et pour le rétablissement de la continuité de l'intestin, il faudra certainement recourir au décollement et au glissement du côlon iléo-pelvien descendant. L'invagination intra-rectale peut au contraire voir son traitement varier selon qu'elle est fixe ou mobile.

Mobile, si la désinvagination est possible, la colectomie retrouve immédiatement ses droits.

Fixe, au contraire, il faut recourir à la chirurgie rectale proprement dite, ou mieux recto-sigmoïde et nous nous trouvons en face de deux procédés : la résection intra-rectale et le procédé de MANSELL; la méthode abdomino-périnéale de M. QUENU. La seconde nous paraît de beaucoup la meilleure. Certes, il serait bien plus satisfaisant de faire une colectomie intra-rectale et de rétablir la continuité de l'intestin en laissant le canal anal. Mais cette méthode ne laisse-t-elle pas infailliblement tout le méso-côlon pelvien ?

Elle ne permet d'agir que sur le cylindre intestinal même, non sur le méso, sur les ganglions qu'il contient; l'exérèse est presque forcément incomplète. Aussi la résection intra-rectale, si elle donne de bons résultats pour le rétrécissement (HARTMANN) ne nous semble-t-elle pas s'appliquer aux néoplasmes coliques à invagination intra-rectale.

La méthode abdomino-périnéale a dans ces cas une indication nette.

L'invagination procidente extra-anale sera traitée comme un prolapsus total; c'est la technique de NICO-

LAYSEN, le procédé de résection bivalve (SEGOND, MICKULICZ) largement appliqué » (DUVAL).

Quelques chirurgiens ont eu recours à la voie sacrée.

DARKER (*Lancet*, mai 1903) enlève par voie sacrée après échec de tentatives de désinvagination par voie abdominale, une tumeur invaginée, au niveau du rectum.

TSCHUDY aborde une tumeur par un KRASKE, la résèque et consolide les sutures par la voie abdominale.

Les statistiques globales qui se rapportent au traitement de cette complication sont les suivantes :

LEJARS, 1897. Résection 11 cas, 7 morts.
EISELSBERG, 1903. Résection 12 cas, 9 morts.
CAVAILLON, 1903. Résection 12 cas, 6 morts.
KASEMAYER, 1912. Anus 8 cas, 8 morts.

Désinvagination suivie de résection : 26 cas; 18 guérisons; mortalité : 31 %.
Résection d'emblée : 107 cas; guérisons : 77; morts : 30. soit mortalité : 29 %.

C. — Les accidents infectieux

Les complications infectieuses des cancers du côlon sont toutes d'une gravité considérable, ce qui s'explique par ce qu'on sait des conditions de septicité du contenu intestinal au niveau ou au-dessus des néoplasmes.

Les plus fréquentes sont les complications péritonéales qui résultent de la propagation à la séreuse

d'une infection venue de l'intestin, soit au niveau, soit
à distance du néoplasme. Elles se présentent sous
forme de collections enkystées (*abcès périnéoplasiques*),
ou au contraire d'emblée d'infection péritonéales
généralisées (*Péritonites par perforation au voisinage
du cancer ou à distance*). La connaissance en est
ancienne. VELPEAU (1841) cite le cancer parmi les
causes des phlegmons de la paroi abdominale.

THIERRY, en 1892, en rapporte deux cas.

LAVERAN (1875) insiste le premier sur la possibilité
des abcès iliaques comme manifestation primitive
des cancers du gros intestin.

Ce sont successivement les exemples de BORN et
BELLIER (1881), OFIN (Lyon 1894) qui relate 12 cas de
perforation dont 5 dus à ces cancers iliaques.

TUFFIER (*Semaine médicale*, 1904) insiste sur les
abcès profonds iliaques, premier symptôme.

En 1906 a lieu à la Société de Chirurgie une discussion sur le diagnostic différentiel entre le cancer et
la sigmoïdite, d'où il paraît résulter que l'élément important en faveur de la sigmoïdite est l'apparition de
phénomènes inflammatoires autour de la tumeur;
opinion qui ne tient pas un compte exact des collections purulentes en rapport avec un néoplasme.

Outre les travaux de THÉVENET (*Gazette des hôpitaux*, nov. 1908) et MATHIEU (*Journ. de Méd. de
Paris*, mai 1910), une communication de SAVARIAUD
à la Société de Chirurgie en 1910, réveille une discussion importante au cours de laquelle un certain nombre d'observations sont publiées.

Ce sont les cancers gauches selon les uns :

Savariaud : 2 S iliaque, 1 côlon.

Ofin :   5 perforations de cancer (S iliaque.)

Les cancers droits selon les autres.

Ofin :   2 cæcums.

Potherat :   3 cas (cæcums.)

Quenu, Morestin, etc.

qui donnent le plus souvent lieu à des complications infectieuses (Voir obs. personnelle N° III, Côlon transverse, cancer fistulisé). Ce qui revient à dire que selon les uns ce sont les cancers stenosants (gauches), selon les autres, ce sont les cancers proliférants (droits) qui donnent lieu aux péritonites, soit localisées soit généralisées.

I. — *Les perforations* au cours des cancers gauches seraient dues à un processus ulcératif sus-jacent à la tumeur, à des lésions « diastasiques »; les perforations des cancers droits se produiraient au niveau de la tumeur elle-même du fait de l'extension du processus néoplasique. Les perforations, pense Morestin, se produisent plus souvent dans les cancers droits ou proliférants, pour ce fait que leur évolution est plus longue et qu'ils donnent, moins souvent que les cancers gauches qui sont occlusifs, lieu à une intervention d'urgence. L'opinion de Tuffier est toute différente et nous verrons qu'elle s'étaye sur des faits assez précis. La majorité des complications juxtanéoplasiques, pense-t-il, n'est pas due à l'infection du péritoine péri-colique par le contenu intestinal à la faveur d'une perforation, mais elle est secondaire à l'ouverture dans l'intestin au voisinage de la tumeur d'une collection suppurée née d'un ganglion lymphatique.

Il y aurait adénophlegmon primitif ouvert secondairement dans l'intestin.

Quoi qu'il en soit de ces différentes opinions, les statistiques sont légèrement en faveur du maximum des complications infectieuses à droite.

II. — Les complications septiques peuvent se présenter non seulement au voisinage du néoplasme, mais *à distance*; le plus fréquemment il s'agit de perforation consécutive à des ulcérations du cæcum accompagnant les cancers sigmoïdiens.

En 1903, KRAFT en relate 5 observations.

COSTE (Lyon 1905) leur consacre une étude approfondie. On relate des cas de cette redoutable complication au cours des cancers plus rapprochés de la valvule ilio-cæcale; côlon ascendant (LEVY et ROUX, BERGER, PASSOT).

Les lésions se présentent habituellement de la façon suivante. A l'ouverture de l'abdomen, écoulement de liquide roussâtre, témoin de la péritonite par perforation. Le cæcum est extrêmement distendu et tend à faire hernie par l'incision; il est le plus souvent violacé et présente en certains endroits un mauvais aspect grisâtre; la paroi est flasque sans consistance, ses tuniques sont amincies et friables à tel point que les sutures ont peine à tenir. Le côlon ascendant lui-même est très distendu et très altéré.

Les perforations sont souvent multiples ; elles siègent au centre d'une plaque de sphacèle assez étendue et sont elles-mêmes de grandes dimensions.

Coste les décrit prédominantes sur le bord opposé de l'insertion mésentérique. Dans aucun cas, il n'y a adhérences et il semble que la perforation ait surpris brusquement le péritoine avant que celui-ci ait eu les loisirs d'organiser la défense. C'est ce qui explique pourquoi ce sont dans tous les cas des péritoinites diffuses par perforation avec leur gravité toute particulière. Les Allemands le qualifient « Dehnungs gangran » ; gangrènes par distension, ce qui implique uniquement une étiologie mécanique.

Kocher avait insisté sur leur gravité (*Uber Ileus Mitthelungen ans den Greg. Gebienten der M. and der Ch.*, Bd. 4, Heft 2).

Auschutz (*Archiv. für. Chirurgie*, Bd. 68) remarque que la distension des différents segments du côlon se faisant en proportion géométrique de leur superficie intérieure, le cæcum est de tous les segments celui qui se distend le plus. Rosenbach fait jouer un rôle à la minceur relative de la paroi abdominale au niveau du cæcum qui permet la distension, et Rhoit à l'exagération de l'angle aigu qui joint les côlons ascendant et transverse.

Les conclusions d'Auschutz sont les suivantes :

1° Il existe un météorisme *local* cæcal consécutif à l'hyperdistension.

2° La cause de la dilatation localisée est l'élévation

de la pression à l'intérieur du côlon par suite de la résistance opposée par la valvule iléo-cæcale.

3º Le facteur principal de cette dilatation est non seulement la différence de résistance de la paroi intestinale, mais aussi les dimensions différentes des divers segments de cet intestin.

Il est très probable que la distension cæcale n'est qu'une condition prédisposante à la formation des ulcérations; le cæcum constitue en effet un bas-fond où du fait de l'occlusion chronique, stagnent des matières éminemment sceptiques qui ont tôt fait de provoquer des lésions ulcératives sur cette paroi par avance considérablement distendue.

1º La péritonite diffuse par perforation au niveau du néoplasme ou à distance (Dehnungs gangran).

2º Les collections suppurées péri-néoplasiques pouvant secondairement déterminer la péritonite généralisée par ouverture dans la grande cavité péritonéale (éventualité rare); ou des fistules colo-viscérales par ouverture de la vessie, le rectum, la vésicule biliaire, etc..., résument donc les complications septiques des néoplasmes coliques. La péritonite n'a pas toujours pour origine une perforation intestinale. Les microbes anaérobies qui traversent les tuniques intestinales à la faveur de l'obstruction et des ulcérations cancéreuses ou non, peuvent déterminer l'infection de la séreuse; en voici un cas typique dû à PATEL et MURARD (PATEL et MURARD, *Lyon Médical*, 22 mars 1911).

PATEL et MURARD présentent une pièce anatomique provenant d'un homme de 51 ans entré à l'hôpital avec des signes d'*obstruction intestinale* : météorisme énorme, aucun symptôme péritonéal : pouls 80, t. : 36º8. Intervention : liquide trouble séropurulent. En présence du liquide on se porte de suite à l'appendice qui est indemne. On ne trouve pas la cause de la péritonite, on referme après drainage.

Mort quelques jours **après**.

Néoplasme de l'angle gauche du côlon très sténosant, très petit, aucune perforation (péritonite par propagation). Le côlon transverse est très dilaté, le descendant aplati. Le néoplasme étant très petit et tiré dans l'angle de flexion du coude gauche a passé inaperçu.

La péritonite par perforation est surtout le fait des ulcérations à distance ; son siège est à droite dans la région cæcale. Elle survient chez des malades en état d'occlusion, mais celle-ci peut-être incomplète.

Voici une observation typique (PASSOT :

Homme de 56 ans.

Epithelioma de l'angle splénique du côlon, obstruction intestinale, sphacèle par distension du cæcum. (*Bulletin et Mémoires de la Société anatomique de Paris*, LXXXV, t. XII, 18 nov. 1910).

Brusquement une nuit, quelques jours après le début d'une crise d'occlusion incomplète, douleur brusque dans la fosse iliaque droite, vomissements porracés, signes de péritonite par perforation.

Opération, ouverture du ventre, liquide roussâtre. Le

cæcum distendu fait hernie par l'incision. Quand on veut l'extérioriser, flot de matières liquides et fétides par une perforation située au centre d'une vaste plaque de sphacèle, large de 0 cm. 50 sur la face antérieure du cæcum; on obture avec une compresse, mais nouveau flot du fond de la plaie. En relevant le cæcum, autre plaque de sphacèle en arrière, cæcum perforé; pincement à la pince de KOCHER. Le cæcum est violacé, a mauvais aspect; paroi flasque sans consistance; côlon ascendant très distendu et altéré; on diagnostique sans y aller voir, un obstacle sur le gros intestin. L'état du malade ne permet pas de tenter la résection du cæcum; on laisse la pince de KOCHER sur la perforation de la face postérieure et on abouche l'autre perforation à la paroi; en créant aussi un anus. Deux contre-incisions et drainage.

Mort le 5 novembre en collapsus.

Le cæcum est mou, porte trois perforations; le côlon ascendant est très ramolli; il adhère au niveau de l'angle droit à la face inférieure du foie dont on ne peut le détacher qu'en incisant le tissu hépatique.

Grosse tumeur à l'angle gauche, englobant côlon, pancréas, rate et estomac.

Ces cas sont extrêmement graves, il ne peut être question chez ces malades de tenter une opération tant soit peu longue ou compliquée; telle que l'extirpation suivie d'anastomose intestinale. La suture des orifices de la perforation et l'enfouissement de ces sutures peut présenter des difficultés considérables à cause de l'état de friabilité spéciale des tuniques voisines; peut-être, dans le cas où l'état du malade et du cæcum le permettent, pourrait-on s'aider de l'épiploon pour obtenir une obturation satisfaisante.

Mais il faut considérer les interventions les plus simples comme les meilleures et parer au plus pressé qui est le drainage le plus complet possible du péritoine par des incisions et contreincisions multiples, laver s'il y a lieu et drainer avec de gros drains et non avec de la gaze. A la condition qu'elles se présentent rapidement, les ulcérations seraient plutôt que fermées, abouchées à la peau et constitueraient, beaucoup plus qu'une cæco-sigmoïdostomie (tentée sans succès du reste par MARRO), un anus favorable à la vidange de la portion droite du côlon, atone, flasque, amincie et remplie de matières septiques au plus haut point.

Chirurgie précaire et qui laisse peu d'espoir mais qui s'impose d'emblée aidée des moyens médicaux habituels, injection rectale continue, toni-cardiaques, etc.

III. — LES ABCÈS.

Les collections purulentes limitées, péri-néoplasiques, sont heureusement beaucoup plus fréquentes.

Il est rare qu'elles se manifestent d'une façon brusque par une douleur aiguë pongitive dans la fosse iliaque, avec réaction péritonéale intense suivie d'une phase d'accalmie où, à la faveur d'une défense intestinale moins vive, le palper fait connaître la présence d'une collection profonde ; ces faux syndromes appendiculaires, droits ou gauches, sont l'exception. Ce qui est beaucoup plus fréquent c'est, en dehors de toute manifestation de néoplasie intestinale, l'apparition dans un des flancs, le gauche principalement, d'une tuméfaction qui provoque une douleur sourde (parfois évoluant comme une psoïtis), parfois une très légère réaction péritonéale. Peu à peu cette tuméfaction devient de plus en plus superficielle, apparaît l'empâtement, la peau se capitonne et rougit, l'abcès s'ouvre.

Quelle soit spontanée ou chirurgicale, l'ouverture de ces collections donne lieu dès les premiers jours à l'évacuation de pus épais, phlegmoneux, fétide, et à des gaz. Cet écoulement dure quelques jours, puis, brusquement, prend des caractères tout différents d'évacuation du contenu intestinal; à l'abcès fait suite la fistulisation intestinale; celle-ci dure un temps variable, après lequel apparaissent dans la plaie et viennent faire saillie en dehors des bourgeons friables et saignants, témoins de l'extension du processus néoplasique profond. La plupart des observations font foi de cette évolution bien spéciale en trois temps des phlegmons de la fosse iliaque d'origine néoplasique :

L'abcès, la fistule stercorale, la cancérisation du trajet

(SAVARIAUD, POTHERAT, TUFFIER, MORESTIN)

(Observations résumées)

Phlegmon subaigu de la fosse iliaque gauche évoluant chez un sujet tuberculeux.

Incision, pus très fétide, les jours suivants, sérosité sanguinolente, peu après fistulisation.

Un mois après, fistule agrandie, issue de bourgeons néoplasiques (examen microscopique).

POTHERAT. — 1. Abcès autour d'un cancer de l'angle droit. Ouverture : pus gazeux, odorant, fétide, puis fistulisation avec passage de matières alimentaires, puis fongus cancéreux. Mort deux mois après.

2. Phlegmon au voisinage de l'angle droit; incision; pus, gaz fétides.

Au bout de quelques jours, matières de plus en plus abondantes au point que peu de temps après la totalité des matières passe par l'anus.

MORESTIN. — Abcès de la fosse iliaque gauche. Incision curviligne à convexité externe. Sous le péritoine, on trouve un foyer contenant du pus, des gaz.

Fistulisation, ensuite apparition de bourgeons cancéreux qui, examinés, sont reconnus être de l'épithélioma.

La conception de TUFFIER explique clairement cette allure spéciale, qui fait de ces collections des adéno-phlegmons ouverts secondairement à la peau et dans l'intestin, ce qui explique l'apparition tardive dans le foyer, du contenu intestinal et des productions néoplasiques.

Si nous insistons sur cette allure un peu spéciale des phlegmons de la fosse iliaque dus à des cancers du côlon, c'est que jusqu'à une époque très avancée de leur évolution, on peut rester ignorant de leur véritable cause. TUFFIER avait déjà insisté sur ce fait qu'ils constituent à eux seuls le premier symptôme de l'affection qu'ils compliquent.

La plupart des observations viennent corroborer cette opinion, et il est possible que dirigée contre l'abcès l'intervention fasse connaître la présence du néoplasme. C'est qu'en effet les cancers coliques évoluent très longtemps de façon insidieuse et l'occlusion est pour beaucoup d'entre eux si non le premier symptôme, du moins la première manifestation grossière.

Or, si dans un grand nombre de cas, l'occlusion est le premier signe important des cancers sténosants du côlon, le phlegmon iliaque subaïgu peut manifester le premier l'existence d'un néoplasme proliférant.

On conçoit du reste en dehors de tout signe important tel que les hémorragies, les alternatives de constipation et de diarrhée, la constatation de la présence d'une tumeur à caractère intestinal, etc..., les difficultés d'un pareil diagnostic.

TUFFIER et LAVERAU crurent à la tuberculose d'autant plus facilement que les symptômes évoluaient chez des sujets tuberculeux.

La recto-sigmoïdoscopie, pratiquée dans un cas de SAVARIAUD, méconnut le néoplasme et fit constater uniquement la présence d'hémorroïdes internes.

Notre observation III est un exemple frappant de cette évolution insidieuse et on peut dire que chez cet homme, le premier symptôme de cancer colique fut l'apparition d'une petite tuméfaction sus-ombilicale qu'on prit pour une hernie. Or c'était l'abcès qui pointait vers la peau, où il ne tarda pas à s'ouvrir à l'étonnement du malade.

Quelle que soit du reste, dans la pensée du chirurgien, l'origine de ces abcès, la conduite à tenir est invariable. L'incision et un bon drainage mis au point déclive pareront au plus pressé sans grand espoir d'enrayer l'évolution habituelle, la fistulisation stercorale et la cancérisation secondaire. C'est même là l'évolution qui convient le mieux, du moins en ce qui concerne l'évacuation de l'abcès, son assèchement et sa transformation en fistule stercorale simple.

Malheureusement une intervention secondaire montre le plus souvent la présence d'une tumeur volumineuse, adhérente, et infectée, inopérable en un mot, et en présence de laquelle on est réduit à une opération palliative. Dans l'espoir de procéder à l'ablation en bloc à distance du foyer infecté, des résections étendues ont été pratiquées (côlon transverse, estomac) (VANVERTS) que les malades ne purent supporter.

Le plus souvent, les chirurgiens ont rejeté d'emblée dès l'ouverture du ventre, toute idée de résection ou d'intervention curative. L'anus contre nature a été pratiqué tant à titre définitif qu'avec l'espoir d'obtenir par une dérivation bien menée et une mise au repos de l'intestin sus-jacent l'assèchement de la fistule, sinon la possibilité d'une intervention curative ultérieure.

Malheureusement les résultats en sont peu brillants et, fait dans ces conditions, l'anus ne supporte pas la comparaison avec l'anus préliminaire ou définitif dans les cancers non compliqués.

La suppuration, la porte ouverte aux infections secondaires allant de la peau vers le foyer et aux productions néoplasiques qui, la barrière naturelle constituée par la séreuse une fois rompue, prennent une extension rapide et envahissent les tissus voisins de l'intestin vers la peau, constituent un ensemble de conditions particulièrement défavorables qui font que, malgré la dérivation des matières, il subsiste un foyer

néoplasique et toxique en activité. Cet anus ne paraît
n'influencer ni l'état local, ni l'état général. Les fistules
se tarissent légèrement, mais les bourgeons suintent
en abondance, la cachexie progresse implacablement
et la mort survient en quelques mois.

Les entéro-anastomoses avec ou sans exclusion,
vraisemblablement pour les mêmes raisons ne donnent pas de meilleurs résultats.

POTHERAT. — Cancer de l'angle droit, nombreuses
adhérences. Iléo-sigmoïdostomie. Mort de cachexie deux
mois et demi après.

MORESTIN. — Tumeur plaquée contre la paroi gauche du
bassin : côlon pelvien 7 à 8 cm., adhérant fortement et faisant rejeter toute tentative d'ablation. Anastomose Iléo-
sigmoïdienne avec exclusion du côté cæcal.

Pas de drainage.

Guérison opératoire et rétablissement des fonctions
intestinales. Les bourgeons cancéreux continuent à suinter
et des détritus sphacéliques s'éliminent. Mort graduelle en
cachexie.

La gravité de cette complication infectieuse jus-
tifie cependant toutes les tentatives, car abandonnés
à eux-mêmes, ces malades meurent rapidement en
un ou deux mois dans la cachexie et le marasme.

Ce qui fait la gravité du pronostic de cette complication est la fréquence de l'état d'inopérabilité de
la tumeur, car dans ces conditions, son infection vient
hâter la fin. Les conditions sont différentes lorsque la
tumeur se trouve être opérable ; elle peut alors être
enlevée par un des procédés en plusieurs temps, en

comprenant dans l'exérèse les tissus qui constituent la fistule.

L'observation III est un bel exemple des succès qu'on peut attendre de cette chirurgie.

IV. — LES FISTULES COLO-VISCÉRALES

Plus grave encore que l'ouverture à la peau, est l'ouverture de ces collections suppurées d'origine néoplasique dans un viscère, intestin (TIMBAL-BELLOC), vésicule (MORTON).

C'est le plus souvent dans la vessie (POTHERAT, VANVERTS, HARTMANN, SORENSEN, etc...).

Cette complication peut constituer elle aussi le premier symptôme du néoplasme colique.

L'ouverture de la collection suppurée peut surprendre le malade qui, après une période de troubles intestinaux vagues, voit les urines se troubler brusquement et constate l'émission de gaz par l'urèthre. La gravité de cette complication est difficile à apprécier d'une façon précise, car les observations en sont peu nombreuses. En général elles aggravent considérablement le pronostic, car non traitées elles entraînent rapidement la mort (du 4e jour au 20e jour). Il ne faut pas, semble-t-il, se contenter d'essayer d'obtenir une désinfection momentanée de la vessie par des lavages répétés (POTHERAT), car, le lavage terminé, l'infection se reproduit de suite.

Certaines de ces fistules en effet laissent passer non

seulement du pus, des caillots, mais parfois la totalité des matières (HARTMANN).

Le mieux est de chercher la dérivation des matières par un anus bien fait moyennant quoi on est en droit d'espérer l'assèchement de la fistule et la guérison. Cette conduite a donné à HARTMANN de beaux résultats.

Cet anus pourrait constituer le temps préliminaire à une intervention radicale curative.

CHAPITRE II

LA CHIRURGIE DES CANCERS NON COMPLIQUÉS

La conduite à tenir pour la thérapeutique des cancers non compliqués du côlon est loin d'être tracée d'une façon si impérieuse.

Il existe à notre époque de très nombreux partisans des ablations en un temps ; d'autres chirurgiens restent fidèles aux colectomies sériées. Instruits par l'expérience, ils continuent à considérer les résections primitives comme extrêmement dangereuses ou en tous cas comme présentant des dangers tels qu'ils ne compensent nullement les avantages du procédé.

En réalité cette divergence d'opinions est plus apparente que réelle. Elle est due en grande partie à ce fait que la même thérapeutique ne s'est pas adressée à des cas semblables.

Comme nous le verrons dans la suite, si certains chirurgiens se flattent d'une belle statistique alors que d'autres ont subi des insuccès cruels, c'est que les premiers avaient posé les indications plus rationnelles ou tout au moins plus heureuses et il paraît en toute évidence que ces indications sont restreintes.

La difficulté est de déterminer de façon précise la

légitimité des interventions en un temps, mais surtout
d'en limiter les indications.

Il est nécessaire tout d'abord de s'entendre sur la
valeur des termes (cancers non compliqués). En dehors
des complications telles que l'invagination et les abcès
d'origine néoplasique sur la valeur desquelles tout le
monde est d'accord, et de l'état d'occlusion aiguë qui
est également un état bien caractérisé nécessitant une
thérapeutique très invariable, les cancers coliques
déterminent dans un très grand nombre de cas le
tableau clinique de l'occlusion chronique. Cela est si
fréquent que bien peu de malades à l'époque où ils
sont vus par le chirurgien en ont été exempts.

Comment faut-il considérer ces malades ; faut-il les
ranger parmi ceux qui sont justiciables d'une entérectomie en un temps ou au contraire agir envers eux
avec la plus grande prudence?

Tous sont d'accord pour considérer les périodes
aiguës de ces obstructions chroniques comme dangereuses, lorsqu'il y a arrêt des matières, ballonnement
du ventre et des signes d'intoxication plus ou moins
prononcés ; mais cette période un peu critique passée,
faut-il, chez un malade qui a présenté de l'obstruction
et dont les fonctions intestinales sont en déficit, pro-
céd⟨e⟩r à l'ablation en un temps ou en plusieurs temps?

A ce sujet les avis diffèrent ; tel, comme VON HABE-
RER, considère que l'état d'obstruction chronique est
sans importance, d'autres, comme VIANNAY, en font
une contre-indication absolue à la colectomie en un
temps. Si la gravité de cette dernière intervention

résulte en grande partie de l'état de septicité du contenu intestinal, il semble que l'avis de Viannay soit le bon.

Les obstrués chroniques ont un contenu intestinal des plus septiques. Le segment sus-jacent au néoplasme est très fréquemment atteint d'ulcérations et nul doute qu'à ce niveau la diapédèse microbienne soit intense.

Ces malades sont en outre en état de moindre résistance; ce sont des intoxiqués chroniques et on verra par la lecture de notre observation VII (colectomie en un temps) avec quelle prudente réserve il faut se décider pour cette technique et quel soin il faut mettre au choix des cas opératoires.

Avant de discuter la valeur et les indications respectives des procédés en un ou deux temps, nous allons passer rapidement en revue les résultats obtenus par les méthodes palliatives au cours de ces dernières années.

LES CANCERS INOPÉRABLES

OPÉRATIONS PALLIATIVES

Elles comprennent :

> La laparotomie exploratrice;
> L'anus contre nature;
> Les entéro-anastomoses;
> Les exclusions.

I. La laparotomie exploratrice. — Elle ne doit évidemment pas figurer à titre d'indication thérapeutique des cancers coliques, mais elle peut-être pratiquée comme premier temps d'une intervention qui tendait à l'ablation. La tumeur fût-elle trouvée inextirpable du fait de son extension aux organes voisins, le ventre a été refermé ; ou bien l'issue a été rapidement fatale et les opérés, en apparence encore résistants, sont morts à bref délai comme s'ils avaient subi une intervention longue et pénible (nous l'avons vu, la laparotomie exploratrice comporte dans l'occlusion aiguë une certaine gravité), ou bien une amélioration assez sensible s'est fait sentir.

Un phénomène analogue se produit au cours des généralisations péritonéales des cancers à point de départ ovarien par exemple, qui se trouvent améliorés parfois de façon saisissante à la suite de la simple laparotomie. Dans la sédation des symptômes, l'évacuation de l'ascite qui agit sur les phénomènes de compression joue le principal rôle.

La statistique d'ANSIMOFF (1909) comporte pour 8 laparotomies exploratrices au cours d'obstruction chronique, 3 décès à bref délai, donc une mortalité importante. Ce résultat n'infirme en rien l'inocuité, l'utilité et même la nécessité des laparotomies exploratrices faites dès le début des troubles intestinaux chez un malade encore résistant.

II. L'ANUS CONTRE NATURE. — Dans un tiers des cas de cancers coliques, nous l'avons vu, l'occlusion aiguë aura nécessité la confection d'un anus contre nature ; celui-ci sera cæcal et latéral. Dans d'autres conditions, quand et comment faut-il pratiquer l'anus contre nature ?

Il peut être pratiqué à titre transitoire ou à titre définitif.

A titre transitoire, lorsqu'il constitue le temps préliminaire à toute intervention palliative (entéro-anastomose, exclusion) ou curative (entérectomies) à titre définitif lorsque, en présence d'une tumeur inopérable, et, nous le verrons, dans des conditions qui contre-indiquent l'entéro-anastomose, le chirurgien veut permettre l'évacuation du contenu intestinal, fortement compromise par la tumeur.

Pratiqué à titre transitoire, l'anus constitue le temps préliminaire bienfaisant qui fait de la colectomie, opération grave, une opération bénigne, transforme selon les Lyonnais, le cancer « à chaud » en cancer « à froid », termes qui, s'ils ne sont pas d'une exactitude rigoureuse, ont le mérite d'être très expressifs. Il agit en faisant cesser la stase en arrière de l'obstacle et permettant l'évacuation régulière du contenu intestinal, combat cette exagération de la virulence de microbes et leur progression à travers les tuniques intestinales. A cette stérilisation relative de l'intestin s'ajoutent un certain nombre d'autres résultats très appréciables.

Qu'il s'agisse d'une tumeur extirpable ou non, l'anus permet l'évacuation en dehors de ses produits de sécrétion, d'autre part il met le néoplasme à l'abri des matières.

Or celui-ci présente à sa surface interne un certain nombre d'ulcérations qui constituent des voies ouvertes à l'infection. Celle-ci est d'autant plus facile que les liquides qui baignent ces ulcérations sont ultra-septiques. De cette infection constante, résultent des troubles divers qui sont, par gravité croissante : les adénopathies péri-cancéreuses, point de départ des redoutables complications : abcès iliaques néoplasiques, péritonites, etc.; les adhérences péri-néoplasiques, sources de douleurs vives; l'infection du cancer lui-même, qui se traduit par une augmentation de son volume et la formation d'une réaction péritonéale environnante. Enfin, l'infection générale de l'organisme qui, peu à peu, minant les ressources vitales du malade, l'acheminent vers la cachexie.

Ces phénomènes infectieux, tant locaux que généraux, l'anus contre nature a tôt fait de les atténuer. L'amélioration est parfois des plus rapides, en tous cas elle est constante. Elle est si marquée que délivrés de leurs douleurs, reprenant des forces et de l'embonpoint, certains malades, insoucieux de leur infirmité, ignorants de la gravité de leur cas, refusent les interventions secondaires.

A ce dernier point de vue, les résultats de l'anus ne sont pas moins remarquables. Les observations sont nombreuses où sous l'effet de l'anus, les tumeurs considérées d'abord comme inextirpables, ont pu être extirpées. C'est que sous l'influence de la dérivation des produits septiques, le cancer mis au repos se réduit à ses seuls tissus néoplasiques. Tout ce qui appartenait aux tissus inflammatoires s'efface, les adhérences et les tissus de réaction périphériques disparaissent, la réaction lymphatique des mésos cède, et par suite on peut assister à la fonte des tumeurs parfois énormes. Le fait analogue se produit à tous les étages du tube digestif où la méthode générale de la dérivation a donné de si remarquables résultats : une tumeur pylorique volumineuse et adhérente le jour de la gastro-entérostomie devient en quelques semaines justiciables de l'ablation, de même une tumeur rectale. Cette rétrocession du processus inflammatoire péri-néoplasique survient également après les entéro-anastomoses. M. le professeur LAMBRET nous a rapporté le cas d'un malade porteur d'une tumeur volumineuse du côlon transverse qui fut, à la laparatomie, reconnue inextirpable à cause d'adhérences étendues avec le grêle. Il fit une iléo-sigmoïdostomie, après laquelle la tumeur régressa au point d'être devenue introuvable quelque temps après. Or, le malade vécut trois ans, après lesquels il mourut d'une affection hépatique ressemblant à du cancer (Métastase probable).

La mortalité propre à l'intervention opératoire elle-même est nulle. Mais, ici encore, il faut se méfier des insuccès qui tiennent au retard considérable apporté à la confection de l'anus. Celui-ci est incapable de ramener à la vie, des malades cachectiques et intoxiqués à un point extrême et chez lesquels on ne peut plus trouver la moindre ressource vitale. D'autres malades ont été opérés au cours d'une occlusion subaiguë et cette confusion explique des statistiques telles que celles de De Bovis 30 % de mortalité.

Parmi les cas relatés par Cavaillon, on trouve deux morts sur 10 cas, mais ces deux morts survinrent chez des malades en état d'occlusion chronique.

Tous les chirurgiens s'accordent à considérer l'anus comme une opération absolument bénigne. Cette opération, dont nous discuterons plus loin les indications à titre soit préliminaire, soit définitif, est à ce dernier point de vue, en toute évidence, tombée en défaveur auprès des chirurgiens puisqu'il nous a été impossible d'en trouver de nouveaux cas. Voici les résultats relatés par les auteurs :

De Bovis, survies............. 10 mois

Cavaillon » .... 19 mois

Mickulicz » .... 1 an 9 mois

Ces moyennes sont faites de chiffres très différents, certains malades survivant 4 ans 1/2, d'autres 5 mois. Comme le fait remarquer Cavaillon, les plus longues survies (sauf celle de Jaboulay : 4 ans avec examen histologique) appartiennent aux cas dont la nature maligne n'a pas été contrôlée microscopiquement, donc suspects. Le siège de l'anus, qu'il soit préliminaire ou définitif, sera abdominal. Seul, Paul est resté partisan des anus lombaires au moins pour les cas qui comportent un anus droit. C'est qu'en effet, sans mériter le qualificatif « abominable » que ce dernier chirurgien lui applique, l'anus cæcal présente quelques inconvénients : les matières sont à la fois liquides et acides, ce qui détermine à la longue de l'irritation et à la fois de l'érosion de la paroi voisine. En outre, leur fluidité les rend d'une contention difficile. A en croire les opinions de Mayo sur la physiologie du gros intestin, l'anus cæcal aurait d'autres inconvénients plus graves.

Mayo estime que le côlon peut se diviser fonctionnellement en deux parties séparées par l'angle splénique. La première qui dérive de l'intestin antérieur et qui comprend, cæcum, côlon ascendant et transverse, jouerait un rôle dans l'absorption des liquides dans la proportion de 50 % et des solides dans la proportion de 10 %. La seconde jouerait un rôle purement mécanique et tandis que la portion précédente serait mue de mouvements uniquement péristaltiques, celle-ci jouirait de mouvements à la fois péristaltiques et anti-péristaltiques, d'où cette conclusion que l'anus cæcal amènerait un déficit alimentaire de 50 % sur les liquides et de 10 % sur les solides.

Toutes ces raisons en font une mauvaise opération

définitive. Les arguments n'ont plus la même valeur quand il s'agit des anus préliminaires qui durent quelques semaines et dont le siège cæcal est favorable pour les raisons suivantes : 1º L'anus cæcal, placé à distance du néoplasme, dérive au mieux le cours des matières qui débouchent de l'iléon.

2º La situation, au niveau du bas-fond cæcal, lui permet le drainage des produits de sécrétion du néoplasme qui affluent du côlon vers le cæcum.

3º Enfin et surtout il se trouve à la plus grande distance qu'il est possible de mettre entre le centre septique qu'il constitue et le point où s'effectueront, en péritoine libre, les futures interventions secondaires d'ablation de la tumeur.

Les néoplasmes siégeant bas sur l'S iliaque, constituent une exception à cette règle. Leur situation permet l'établissement d'un anus gauche sus-jacent qui n'a pas les inconvénients généraux de l'anus cæcal. D'autre part, leur proximité de la tumeur peut raccourcir les colectomies sériées du temps terminal, la fermeture de l'anus préliminaire. On peut en effet dans certaines conditions à déterminer, procéder d'un seul coup à l'ablation du cancer et du bout d'intestin qui porte l'anus.

III. — LES ENTÉRO-ANASTOMOSES

Comme l'anus contre nature, les entéro-anastomoses ont pour but la dérivation des matières ; comme lui, elles visent par la mise au repos du néoplasme à la rétrocession des phénomènes inflammatoires et septiques locaux, néoplasiques et périnéoplasiques, et généraux, en évitant les résorptions toxiques à son niveau. Comme lui, elles combattent efficacement le symptôme obstruction.

Comme l'anus elles peuvent être pratiquées à titre définitif dans les cancers inopérables, ou à titre préliminaire à une entérectomie.

Le lieu n'est pas ici de discuter la technique opératoire. Certains chirurgiens emploient les boutons (MURPHY, JABOULAY, VILLARD); d'autres sont d'avis qu'il faut utiliser les sutures à l'aiguille et à la soie. Après avoir suscité des discussions sans nombre, ces questions n'ont entraîné les convictions ni dans un sens ni dans l'autre. Certains chirurgiens emploient les boutons, d'autres l'aiguille; en réalité, ce qui importe pour le chirurgien, c'est moins d'aller vite que d'être en possession d'une technique qu'il ait bien en main et dont il soit sûr.

Les entéro-anastomoses peuvent comprendre :

1° Anastomose du gros intestin sus-jacent avec le gros intestin sous-jacent = Colo-colostomie.

2° Anastomose de l'iléon :
- avec le côlon ascendant;
- avec le côlon transverse;
- avec l'S iliaque;
- avec le rectum (LARDENOIS).

I. — *Anastomose gros intestin.* — Gros intestin.
(*a*) Cæco-colostomie.
Cæco-tranversostomie pour les cancers de l'angle droit

condition indispensable : allongement congénital ou acquis du côlon transverse.

(Côlon en M).

Cæco-sigmoïdostomie : cancers du côlon ascendant, transverse et descendant.

Condition favorable S iliaque mobile à long méso.

Théoriquement, la mobilisation de tout le côlon gauche et du cæcum, « à la DUVAL » permettrait dans tous les cas la cæco-sigmoïdostomie.

Le côlon descendant fixe et profondément enfoui contre la paroi postérieure est peu favorable à ces anastomoses.

(*b*) *Colo-colostomie.*

Seuls les segments, transverse et S iliaque, sont utilisables d'emblée parce que naturellement mobiles. Les autres segments pourraient être utilisés après décollement.

Ex. : Transverso-sigmoïdostomie dirigée contre les cancers de l'angle gauche, du côlon descendant.

Les inconvénients des anastomoses entre les différentes parties du gros intestin sont les suivants :

Il est souvent difficile d'amener au contact sans tiraillement, les deux anses convenables sur lesquelles doit porter l'anastomose.

Les anastomoses portent, au moins au niveau de l'anse supérieure, sur un intestin anatomiquement et physiologiquement altéré.

Etant donné que les cas qui sont en principe justiciables de ces anastomoses comportent tous de la stase, donc une augmentation de la virulence intestinale, les complications infectieuses opératoires sont à craindre.

2º *Anastomoses iléo-coliques.*

(*a*) *Iléo-côlon ascendant.* — (Cancers du côlon ascendant cæcum). Inconvénients par ordre d'importance :

Le côlon ascendant est assez profondément situé dans le flanc droit, de mobilisation difficile, donc les anastomoses qui l'utiliseront pourront être d'exécution malaisée.

La nouvelle bouche ne se trouve pas à une distance suffisante du néoplasme, et peut assez rapidement se trouver envahie par ce dernier.

L'anastomose iléon-côlon ascendant, c'est le reproche le plus grave, ne remplit nullement le rôle qui lui est dévolu, d'exclure le néoplasme du contenu des matières (DESMAREST). D'une façon générale, l'anastomose n'exclut nullement le cæcum.

Expérimentalement, les animaux qui avaient subi cette intervention furent à l'autopsie trouvés porteurs d'une quantité abondante de matières au niveau du cæcum.

Cliniquement des malades porteurs de fistules cæcales ne virent nullement modifié l'écoulement des matières après une anastomose iléon-côlon ascendant.

b) *Iléon-côlon transverse.* — Elle s'adresse aux cancers du côlon ascendant, de l'angle droit.

Si l'anastomose est à une distance du néoplasme telle qu'on n'a pas à craindre son envahissement, ces avis sont loin d'être concordants sur la valeur de l'exclusion du bout intestinal situé en aval. Dans certains cas, le cæcum fut trouvé vide, dans d'autres (KESSLER), une fistule cæcale continua d'évacuer des matières intestinales.

Moins grave que l'iléo-sigmoïdostomie, de réalisation facile grâce à la mobilité du côlon transverse, elle bénéficie de cette incertitude où on est de son efficacité dans l'isolement du segment intestinal en amont, et elle jouit de la faveur des chirurgiens qui, dans le but d'isoler la moitié droite du gros intestin, l'emploient plus volontiers, semble-t-il, que l'iléo-sigmoïdostomie.

Iléo-sigmoïdostomie. — Elle est d'une exécution facile ; elle porte en effet sur deux parties de l'intestin essentiellement mobiles, ce qui permet de les amener au dehors et d'intervenir dans les meilleures conditions.

Le grand avantage est qu'elle paraît isoler à peu près complètement toutes les régions du gros intestin situées en amont.

Cette opinion est loin d'être partagée par tous les auteurs.

TERRIER est d'avis qu'il existe après elle une véritable stase cæcale et QUENU proposa de fistuliser le cæcum pour y remédier. Certaines fistules cæcales persistent après l'iléo-sigmoïdostomie et DUVAL imagine, pour y remédier, l'anastomose iléo-sigmoïdienne en *y*, analogue à la gastro-entérostomie en *y* de ROUX.

On lui reproche enfin l'exclusion fonctionnelle totale du gros intestin, ce qui entraîne : 1° une dénutrition légère, inconvénient de moindre importance ;

2° elle comporte l'ouverture de l'intestin à un niveau où son contenu est des plus septique et il est indubitable que plus on intervient bas sur le côlon, plus grave est l'intervention.

3° une diarrhée avec envies fréquentes par défaut d'absorption des 50 % d'eau du contenu intestinal. A l'encontre de cet argument, on cite fréquemment les expériences de DRUCBERT qui constate que chez le chien, les matières, après avoir été liquides pendant quatre ou cinq jours, redeviennent dans la suite progressivement moulées. Il se peut que ce soit par refoulement dans le côlon descendant des matières liquides où elles perdent une partie de leur eau ; peu importe, mais les arguments cliniques abondent en faveur de la régularisation rapide de la fonction intestinale.

M. le professeur LAMBRET a eu recours sept fois à l'iléo-sigmoïdostomie, dont cinq fois pour cancer du côlon inopérable. Il a remarqué que, très rapidement, après deux ou trois selles diarrhéiques, les fonctions intestinales se régularisent. Dès les premiers jours, les opérés émirent quotidiennement une selle molle, mais non diarrhéique.

Iléo-rectostomie. — Cette opération proposée et décrite par HARTMANN qui pratique l'anastomose à l'aide de la suture, fut reprise par LARDENNOIS avec

des modifications d'instrumentation (pince coupante
qui permet de glisser à travers la paroi rectale un
demi-bouton dont l'autre pièce est placée sur l'intestin). Malgré un certain nombre de résultats favorables, elle reste une intervention d'exception indiquée seulement dans les cas où la tumeur siégeant à
l'extrémité inférieure de l'S iliaque est inabordable et
inextirpable par d'autres voies. Les dangers sont ceux
de l'iléo-sigmoïdostomie, exagérés du fait que l'intervention a lieu dans un puits profond où il est difficile
d'avoir toutes les clartés et les facilités désirables et
de ce que l'anastomose porte sur une portion d'intestin dépourvue de péritoine.

IV. — LES EXCLUSIONS

Le terme exclusion implique le fait que les matières
sont dans l'impossibilité absolue de pénétrer dans
l'anse cæcale. Or, nous l'avons vu, les entéro-anastomoses paraissent insuffisantes pour atteindre ce but.
La chose est certaine pour le côlon ascendant, probable pour le transverse, douteuse pour l'anse sigmoïde. Malgré la disposition iso-péristaltique des
anses anastomosées, les matières apparaissent dans
l'anse exclue. Cependant ces faits paraissent insuffisamment démontrés tant par l'expérimentation que
par la persistance du passage des matières au niveau
des fistules compliquant les cancers coliques traités
par ce procédé et la question appelle de nouvelles
recherches.

C'est pour remédier à cet inconvénient grave qu'on eut recours aux exclusions dont les formes sont multiples ; l'exclusion peut être unilatérale ou bilatérale.

Unilatérale. — L'intestin grêle est sectionné comme pour une résection, le bout inférieur est fermé par deux plans de suture, le bout supérieur est anastomosé au côlon soit par une suture termino-terminale, soit par une suture latéro-latérale. Les matières sont ainsi dirigées directement de l'iléon dans la partie terminale du côlon.

Cette anastomose sera faite au bouton ou à la suture selon les goûts et les habitudes. Au bouton on préfère la termino-latérale, sauf au niveau du côlon transverse où celle-ci pourrait déterminer des occlusions et plus souvent des douleurs par tiraillement et coudure du côlon. On fera dans ce cas une latéro-latérale à l'aiguille. L'anastomose latéro-latérale est la meilleure. En général cette forme de suture est préférable, car elle permet des bouches grandes et un adossement des surfaces péritonéales beaucoup plus complet.

L'anastomose sera iso-péristaltique.

L'implantation aura lieu loin de la tumeur. Les précautions visent à détourner de façon complète le contenu intestinal.

Or, quelle est la voie suivie par le contenu intestinal. Est-ce le trajet primitif, iléon, cæcum, côlon, ou au contraire s'agit-il d'un simple phénomène de reflux qui résulterait de contractions anti-péristaltiques coliques ? Ces faits ont leur importance, car ils mettent en question toute la valeur des exclusions. L'arrivée des matières par l'anse exclue par simple entéro-anastomose, se fait-elle par le bout iléo-cæcal? L'exclusion par section de l'iléon et transplantation iso-péristaltique en aval suffirait donc à une dérivation complète et définitive.

Au contraire se fait-elle par reflux de l'anse sigmoïde vers le cæcum? L'iléo-colostomie après section iléale serait dans ces conditions une opération insuffisante si elle n'était complétée par la fermeture du gros intestin, en aval de la tumeur et en amont de l'anastomose.

Les expériences de certains auteurs (DRUCBERT, CRESPIN) vont à l'encontre de la première hypothèse. Sur les animaux sacrifiés ou réopérés après entéro-anastomose iso-péristaltique simple, on trouve vide la portion d'intestin grêle qui va de l'anastomose au cæcum. Dans certains cas même, cette anse était atrophiée, ce qui indique nettement que les matières avaient, depuis un certain temps, abandonné cette voie. Au contraire, la partie du côlon située au-dessus de l'anastomose était bourrée de matières : Ces expériences qui sont nettement en faveur de l'hypothèse du reflux infirmeraient la valeur de l'exclusion simple par la fermeture du bout iléal et prouveraient la nécessité d'une exclusion du gros intestin. TERRIER et JOSSET (1900), LANSE (Paris 1903), considèrent du reste l'exclusion unilatérale comme insuffisante à isoler le segment droit du côlon. Ils se basent sur ces arguments qu'il se produit dans les jours suivants dans

les cas de cancers une diarrhée abondante, une atténuation rapide de la diarrhée, ce qui s'expliquerait
par un reflux anti-péristaltique des matières dans le
gros intestin et leur déshydratation secondaire. Le
second argument est tiré de la persistance de certaines
fistules cæcales après la sigmoïdostomie simple. Cette
conception semble, dans certains cas, avoir été confir-
mée par l'apparition dans la fosse iliaque droite, du
côté du cæcum et du côlon ascendant, de phénomènes
douloureux, dilatation avec clapotements, etc.....
Aussi les chirurgiens ont-ils imaginé un certain nombre
de compléments à l'exclusion unilatérale, destinés à
combattre la stase cæcale : anus cæcal, appendicostomie ou abouchement de l'iléon à la peau d'une part.
Intervention d'une utilité contestable, et qui en tous
cas complique la thérapeutique et les soins post-
opératoires à un point tel que l'anus simple est de
beaucoup préférable.

Ils ont imaginé d'autre part, la dérivation du cæcum
vers l'intestin sous-jacent à l'anastomose, soit par la
cæco-sigmoïdostomie, soit, après suture de l'iléon, par
l'implantation du bout supérieur dans le côlon transverse et du bout inférieur dans l'S iliaque, ce qui réa-
lise le « tout à l'intestin » (MONTPROFIT). En réalité,
cette dernière intervention ne tient pas compte de la
fonction de la valvule de BAUHIN, dont le rôle est
d'empêcher tout reflux du cæcum vers le grêle
(CAVAILLON).

Quelle que soit la valeur de ces critiques,

les partisans de l'exclusion simple, et ils sont nombreux, sont d'avis que l'iléo-sigmoïdostomie simple exclut de façon très complète et très satisfaisante, la portion sus-jacente à l'anastomose. Cette action se manifeste chez les malades par une amélioration évidente des symptômes tumeur, douleur, diarrhée, etc... En même temps, la tumeur diminue de volume, l'état général devient meilleur.

L'exclusion bilatérale. — Dans le but d'isoler complètement l'anse qui porte la tumeur, on eut l'idée de fermer en amont de celle-ci, le jejunum, avec implantation de son bout supérieur dans le côlon terminal et de fermer le côlon en aval de la tumeur. Confectionnée de cette façon, l'opération constitue *l'exclusion bilatérale fermée*. Elle fut faite cinq fois (TRENDEULENBURG, GRASER, DELAGENIÈRE, VON EISELSBERG JABOULAY). De leurs malades un seul survécut, celui de VON EISELSBERG, et grâce à l'ouverture précoce de l'anse exclue en imminence de perforation. Les autres moururent dès les premiers jours de perforation ou de péritonite. Pour parer à ces accidents rapides, dus à l'exacerbation de la virulence des microbes de l'anse exclue où stagnent les produits de sécrétion du néoplasme, on ouvrit cette anse pour dérivation :

à l'intestin (MONTPROFIT);

à la peau, elle est ouverte aux deux bouts, procédé grâce auquel on pourrait traiter la tumeur à l'aide d'irrigations;

ou à un seul bout (colique ou cæcal) ou par l'appendice (appendicostomie) (SEGOND).

Pour ceux qui jugent l'exclusion unilatérale comme incapable d'amener la dérivation complète des matières, l'exclusion bilatérale ouverte est la seule ressource possible.

C'est en tous cas une intervention grave.

Mortalité 57 % (CAVAILLON) et qui n'est théoriquement pas préférable à l'anus.

Comme lui, elle constitue une infirmité.

Résultats opératoires de l'exclusion unilatérale : 1900, 1904 (CAVAILLON).

Cæcum : DELORE, guérison; KRAMMER, guérison; MORESTIN, guérison; 2 morts, DESMAREST.

Côlon ascendant : JABOULAY, guérison.

Angle droit. DELORE, guérison. MONTPROFIT, guérison. MONTPROFIT, amélioration.

Côlon pelvien : JABOULAY, guérison.

In SCHMIDT 1911, 12 cas (iléo-colostomies et iléo-sigmoïdostomies), avec 3 morts.

In WALDENSTROM (1911) 10 cas (iléo-colostomies et iléo-sigmoïdostomies), avec 1 mort.

(In ANSIMOFF (1911) 11 cas (iléo-colostomies et iléo-sigmoïdostomies) avec 2 morts.

LAMBRET 5 cas (iléo-sigmoïdostomies), 1 mort au troisième jour de péritonite.

soit 45 cas avec 9 morts, soit mortalité 20 %.

Voyons maintenant quelles sont les indications des opérations palliatives et parmi celles-ci quelle est celle à laquelle il convient d'avoir recours.

Sont justiciables des opérations palliatives, les

tumeurs inopérables. Ces conditions d'inopérabilité sont les suivantes :

Les métastases. Elles se font dans le foie le plus souvent; le poumon, les os.

La généralisation au péritoine.

La propagation aux organes voisins, uretères, iléon, estomac, rate, organes génitaux urinaires, péritoine pariétal.

De ces différents organes envahis par le néoplasme, certains : estomac (GOUILLOUD), utérus, annexes (BAILEY) ont pu être extirpés avec la tumeur.

L'envahissement du péritoine de la paroi abdominale antérieure n'est qu'une complication, et non une contre-indication à l'ablation.

Au contraire, la propagation au péritoine postérieur est plus grave, car : 1° elle implique souvent l'extension à un viscère important; 2° elle empêche tout isolement, toute extériorisation pour l'ablation de la tumeur, car nous le verrons, la possibilité d'utiliser les plans de clivage rétropéritonéaux y joue un rôle capital. Il faut se garder du reste d'affirmer la non opérabilité d'une tumeur par la seule présence d'une épaisse gangue de tissus péri-néoplasiques et d'adhérences aux organes voisins; au néoplasme s'ajoutent des tissus d'infiltration, d'inflammation qui peuvent être de dimensions considérables.

Les cas sont nombreux de ces volumineuses tumeurs soudées et immobiles qui, quelques semaines après un anus, ont fondu, sont devenues libres, mobiles, et parfaitement extirpables (v. page 58).

Beaucoup plus discutés sont les éléments d'inopérabilité tirés du système lymphatique : l'épaississement et l'infiltration des mésos et les adénites.

Cette question mérite d'être examinée de près et
nous aurons à y revenir au cours de l'examen des
différents procédés d'extirpation.

LES ADÉNITES

Tributaires d'un cancer colique sont-elles ou ne sont-
elles pas des adénites néoplasiques?

La présence d'une infiltration du méso et de ganglions hypertrophiés, à distance d'un cancer colique,
implique-t-elle l'idée d'inopérabilité de ce cancer, et
par suite peut-on sans arrière-pensée abandonner dans
l'abdomen un méso infiltré et des ganglions hypertrophiés?

Nous envisagerons successivement les résultats des
recherches anatomo-pathologiques et les arguments
cliniques. L'examen microscopique fut pendant longtemps négligé et ces adénites étaient considérées à priori
comme d'origine cancéreuse puisqu'elles en avaient
tous les caractères. Ce fut l'étonnement des chirurgiens qui constatèrent (LENANDER) l'absence de
récidive sept ans après l'extirpation d'un cancer dont
les ganglions tributaires hypertrophiés avaient été
abandonnés dans l'abdomen qui incita à faire des
recherches. En 1904 se fait jour l'idée d'une adéno-
pathie inflammatoire précancéreuse (BARJON et RE-
GAUD).

Clogg (1904) présente une première série de résultats portant sur 26 cas de cancers avec 16 examens de ganglions. Il aurait constaté treize fois l'envahissement néoplasique. Après recherches patientes et coupes en séries, trois fois les recherches les plus minutieuses permirent d'éliminer l'hypothèse de cancérisation ganglionnaire. Clogg, en 1908, reprit la question. L'examen microscopique portait sur :

16 cancers iléo-coliques (14 après autopsie, 2 après intervention).

Dans les trois quarts des cas, les ganglions étaient cancéreux. Ils siègent dans l'angle iléo-colique, se continuent par une chaîne bordant le côlon ascendant et par quelques ganglions (1 ou 2) très voisins de la terminaison de l'iléon.

Cancers de l'angle droit : 3 examens, 2 autopsies, 1 intervention, 3 néoplasiques; ganglions au voisinage de la tumeur et dans le méso-côlon transverse, au loin vers l'angle gauche.

3 cas de cancers du côlon transverse, 5 néoplasiques.

8 cas de cancers de l'angle gauche (7 autopsies, 1 intervention), 4 néoplasiques.

Les ganglions sont situés au voisinage de la tumeur dans l'angle et un peu en arrière près de la rate, ou le long du bord intestinal du côlon descendant.

Sur 18 cas de tumeurs du côlon iléo-pelvien, 16 fois le cancer était du domaine de l'artère sigmoïde, 2 fois du domaine de l'hémorroïdale supérieure.

Il y avait des ganglions dans 17 cas.

Dans 6 cas ils étaient situés dans la base du mésentère, mais en relation avec les vaisseaux régionaux; les plus élevés ne dépassaient pas l'origine de la sigmoï-- dienne, sauf dans 3 cas où ils étaient en relation avec les ganglions lombaires. Les deux tiers des ganglions étaient cancéreux. On le voit, ces recherches tendent à prouver que les ganglions ne sont pas seulement inflammatoires, mais que dans les deux tiers des cas, ils sont nettement néoplasiques.

Voici les résultats de quelques cas isolés provenant de pièces opératoires :

HARTWEL : cancer sigmoïdien; ganglions inflammatoires.

ADLER : angle colique gauche; ganglions cancéreux.

ABBE : côlon ascendant; ganglions inflammatoires.

ABBE : 4 côlons ascendants; 4 inflammatoires.

Sur nos 7 pièces de cancers, 5 présentaient des ganglions. Or ces ganglions examinés microscopiquement furent reconnus atteints d'hypertrophie inflammatoire sauf dans un cas (obs. I); or il s'agit de cancers dont le début *apparent*, annoncé par des symptômes frappants, remonte à 6 mois, un an, 4 ans.

Il paraît donc y avoir opposition assez nette entre les résultats des examens provenant de pièces d'autopsie d'une part et des pièces opératoires d'autre part. Les ganglions pris aux néoplasmes qui ont déterminé la mort, qui ont donc évolué librement, sont en grande majorité néoplasiques; les autres le sont exceptionnellement. Malheureusement, les observations de ce dernier groupe ne sont pas très nombreuses. Le plus souvent les observations portent présence en absence de ganglions, ceux-ci sont « hypertrophiés » ou présentent un aspect néoplasique, mais l'examen microscopique fait défaut. Quoi qu'il en soit, il est logique de penser que les ganglions tributaires de cancers coliques restent longtemps simplement inflammatoires (pièces jeunes opératoires) et sont tardivement envahis (pièces vieilles d'autopsie). (Voyez l'obs. II dans laquelle il est noté que les follicules lymphatiques contenus dans les parois mêmes de l'intestin sont hypertrophiés et non cancéreux).

Si dans l'avenir, à la lumière d'un grand nombre d'examens microscopiques, la propagation ganglionnaire cancéreuse était reconnue fréquente, elle modifierait considérablement l'extension de l'acte opératoire puisque toute intervention logique sur un cancer iléo-colique nécessiterait l'ablation du cæcum, côlon ascendant jusqu'à l'angle droit et 15 cm. d'iléon et de toute la portion du mésentère correspondant à la branche iléale de l'artère iléo-colique.

Les cancers de l'angle hépatique nécessiteraient l'ablation de toute la moitié droite du côlon transverse et au delà pour réséquer tout le territoire de la colique supérieure.

Pour les cancers de l'angle gauche, la résection devrait porter depuis la moitié du côlon transverse en amont jusqu'aux limites de l'artère colique gauche en aval. Enfin, pour le côlon iléo-pelvien, c'est tout le territoire de l'artère sigmoïde qu'il faudrait exciser jusqu'à l'origine du tronc.

Moynihan est même d'avis qu'il faudrait procéder à l'ablation d'un ganglion qu'il considère comme constant et qui siégerait à la racine de l'artère mésentérique inférieure.

Les faits observés en clinique sont du reste rassurants. Il est vrai que le cancer colique a très peu de tendance à la récidive et ceci est en faveur de la rareté de la cancérisation ganglionnaire, mais il est une preuve plus frappante encore dans l'absence de toute récidive à très longue échéance chez des opérés qui présentaient de volumineuses adénopathies laissées en place lors de l'opération. (V. obs. III).

C'est du reste le cas du malade de Lenander cité par de Bovis qui, sept ans après l'intervention, ne présentait pas de récidive.

Lilienthal rapporte, en 1911, l'histoire d'un malade opéré dix-sept ans avant d'un cancer du côlon transverse (ablation et anastomose au bouton de Murphy) chez lequel on dut abandonner dans l'abdomen un certain nombre de glandes apparemment infiltrées et qui, actuellement, ne présente aucune trace de récidive.

Notre observation I est intéressante à ce point de vue.

On y verra que, à proximité de la tumeur, tout contre la paroi intestinale infiltrée, se trouvait un ganglion qui fut reconnu être néoplasique. Or le malade qui a été opéré il y a plus de deux ans, se trouve actuellement en bonne santé. Nul doute que s'il eût existé dans l'abdomen d'autres ganglions cancéreux aban-

donnés au cours de l'opération, ceux-ci eussent depuis
lors donné lieu a une récidive. Or, il n'en est rien. C'est
un exemple, entre autres, de ce fait que quand il existe,
dans une chaîne ganglionnaire tributaire d'un cancer
colique, des ganglions néoplasiques, ce sont ceux qui
sont les plus proches de cette tumeur; les plus éloi-
gnés étant simplement inflammatoires.

EN RÉSUMÉ

Il ne faut pas se laisser influencer dans l'appréciation de l'opérabilité d'une tumeur colique par la
présence de ganglions hypertrophiés, car ceux-ci sont
très probablement inflammatoires avec d'autant plus
de raisons qu'on intervient près du début de l'affection.

En présence de l'inopérabilité de la tumeur, quelle
conduite doit-on tenir ?

On a le choix entre les différentes opérations palliatives, anus ou entéro-anastomoses (sans ou avec
exclusion).

L'anus est une intervention dont les résultats de
dérivation sont parfaits et qui est en elle-même une
intervention très bénigne; mais elle laisse persister
une infirmité dégoûtante.

La nécessité de faire le plus souvent un anus cæcal
définitif en restreint les indications du fait de la dénutrition qui en résulte et des ennuis locaux que la fluidité et l'acidité des matières détermine. On le réser-
vera aux cas opérés tardivement chez des malades en
état d'obstruction chronique infectés et peu résistants.

Au besoin, il pourrait constituer une intervention préliminaire après laquelle la désintoxication aidant, il serait possible de pratiquer les interventions suivantes, qui conviennent par excellence aux néoplasmes inopérables chez des malades encore résistants.

Les entéro-anastomoses et les exclusions

Parmi les premières, les anastomoses portant sur le côlon ascendant et même sur le transverse sont à rejeter comme insuffisantes à dériver les matières. Seule, la sigmoïdostomie garde ses partisans d'ailleurs convaincus. Ceux-ci l'apposent aux exclusions; son efficacité serait parfaite et elle présenterait sur les exclusions l'avantage d'être moins longue et moins dangereuse.

On lui oppose les exclusions qui :

1º Ne seront jamais bilatérales, même ouvertes, car à celles-ci il faut préférer l'anus qui a les mêmes avantages et n'a pas leur gravité opératoire.

2º Seront unilatérales, isopéristaltiques et faites de telle façon que l'abouchement aura lieu loin de la tumeur.

Côlon transverse pour le cæcum et ascendant, anse sigmoïde pour le reste.

Les résultats obtenus par cette thérapeutique palliative (entéro-anastomoses et exclusions) sont les suivants :

M. le Professeur Lambret a fait cinq fois l'iléo-sigmoïdostomie pour cancers inopérables siégeant trois fois sur le côlon transverse, une fois à l'angle droit, une fois à l'angle gauche.

Les survies ont été de : *3 mois*; *12 mois*; *18 mois*; *3 ans.* (Il y eut une mort par péritonite au troisième jour).

Les résultats rapportés dans la thèse de Cavaillon donnent une moyenne de survie de 8 mois. Depuis lors on note :

Clogg (cæcum).
    Une mort au bout de 5 mois.
    Une mort au bout de 7 mois.
    Un survivant après un an.
    Côlon (angle droit), 1 mort au bout de 4 mois.
                  1 » » 13 mois.
    » (transverse), 1 » » 8 mois.
    » (angle gauche), 1 » » 4 mois.
                  1 » » 9 mois.

Krempe :   1 survie de 18 mois et plus.
Kress :   1 mort après 2 mois.
Kressler :   1 mort après 1 mois.
              1 mort après 3 mois.
Schloffer : 1 mort après 5 mois.
              1 survivant après 3 ans.
              1 mort après 2 mois 1/2.
              1 survivant après 1 an.
Kuttner :   1 mort après 2 mois.

Ces résultats sont sensiblement les mêmes. La survie n'est pas longue (8 mois), mais ce n'est pas un minime résultat que d'avoir fait cesser l'obstruction, les douleurs, la diarrhée, et d'avoir donné au malade l'illusion d'une guérison.

L'EXÉRÈSE

La nécessité de traiter tous les cancers coliques par l'exérèse est indiscutable. Il est admis par tous et très amplement démontré que ce cancer est, comme les néoplasmes du tube digestif en général, un « bon cancer ». Il reste encapsulé sous une enveloppe péritonéale, qu'il envahit tardivement. « Il semble, dit M. le professeur CURTIS, à l'examen de nos pièces, que si les tuniques musculaires sont envahies dans tous les cas, le péritoine, par son hypertrophie énorme, s'efforce de constituer une barricade à la marche du néoplasme ». Il reste libre des organes voisins auxquels il n'adhère pas, ou par des adhérences inflammatoires nées du foyer septique intestinal. Il reste longtemps bridé, non seulement en largeur, mais en longueur et il n'infiltre pas, comme le néoplasme stomacal, les tuniques intestinales à longue distance ; il se généralise peu. Il n'envahit les ganglions que tardivement (ganglions prélevés à l'opération : rarement néoplasiques, en grande majorité inflammatoires ; ganglions prélevés à l'autopsie en majorité néoplasiques). Lorsque sur une chaîne ganglionnaire hypertrophiée, il existe des ganglions néoplasiques, ce sont ceux qui sont les plus rapprochés de la tumeur, qui lui sont accolés, les premiers relais lymphatiques.

Mais les avis varient pour la façon dont il faut faire l'ablation.

Cancers droits. — Il convient tout d'abord de faire une distinction entre les cancers droits et les cancers gauches. Elle est pour la première fois nettement posée et justifiée par CAVAILLON dans sa remarquable thèse. Après avoir relaté 40 cas de résection en un temps de cancer cæcal avec 13 morts et 27 guérisons, soit 34 % de mortalité, et 8 résections en plusieurs temps avec 4 morts, soit 50 % de mortalité, il conclut :

« Dans le cancer du cæcum non compliqué, ne présentant pas de lésions trop étendues, il vaut mieux faire l'ablation en un temps.

» Quand le cancer du cæcum est très adhérent à la paroi, quand il existe des profogations de voisinage à des organes importants voisins, quand un cancer est infecté (forme de fausse appendicite), l'opération en deux temps sera de mise....

» Le procédé de l'extériorisation de la tumeur avec résection secondaire immédiate ou ultérieure, suivie de la cure de l'anus au temps ultérieur (BLOCH-HAHN, JABOULAY, RECLUS) trouvera des indications, mais la difficulté de la cure des anus ainsi créés n'est pas sans être un désavantage de la méthode racheté, il est vrai, par la grande bénignité de la résection faite dans ces conditions.

» Les opérations en un temps doivent être la règle pour le cæcum; les opérations en plusieurs temps, l'exception. La règle est inverse pour le reste du côlon ».

DESMAREST (1900) conclut de la même façon, en faisant cependant une place plus importante aux procédés en deux temps. « Dans les cas où la tumeur est mobile et l'état général satisfaisant, la résection sera suivie de l'enterrorraphie immédiate.

» Dans les cas où la tumeur sera trop adhérente ou la résistance du sujet trop faible, où la notion de poussées fébriles au cours de l'évolution fait craindre l'existence d'un abcès, il sera sage de pratiquer l'ablation en deux temps. »

Avec son maître JABOULAY (*Lyon médical*, 1908) et avec PERRIN (*Revue de Chirurgie*, 1908), CAVAILLON revint sur son idée première, la justifia et augmenta l'étendue du domaine des résections en un temps dans les cancers droits. Ce n'est plus l'apanage des cancers cæcaux mais bien du côlon ascendant lui-même. L'angle droit est la limite des « cancers droits » d'avec les « cancers gauches ».

Les raisons sont les suivantes :

Les cancers droits sont ceux chez lesquels on peut, après exérèse, rétablir la continuité par une anastomose iléo-colique. Les cancers gauches nécessitent une anastomose colo-colique. Les cancers droits sont peu occlusifs, le segment intestinal sus-jacent reste bon; les matières liquides passent aisément sans tirailler les sutures.

Les cancers gauches sont occlusifs, les matières sont offensantes pour les sutures.

En outre, les sutures colo-coliques sont mauvaises parce que le péritoine colique a un faible pouvoir d'accolement, et parce que le segment sus-jacent est presque toujours malade.

C'est aussi l'avis de PETERMANN (*Réunion libre des chirurgiens de Berlin*, 1908).

Il en résulte que la raison d'intervenir en un temps est la possibilité d'utiliser l'iléon, portion très mobile, non influencée par la stase (les cas sont rares où chez des malades ayant présenté de l'obstruction, l'iléon est dilaté et lésé) donc à contenu moins toxique et possédant un péritoine propice aux accolements séro-séreux.

Certains chirurgiens n'hésitent pas (VON HABERER) à réséquer cæcum, côlon ascendant et une partie du transverse pour bénéficier de ces avantages.

On voit que la limite du territoire colique dont les cancers sont justiciables de l'extirpation (cæcum et côlon ascendant y compris) avec suture immédiate n'est pas immuable. Elle est là où il y a plus d'intérêt à faire une suture colo-colique qu'une iléo-colique, si on s'est décidé pour une résection en un temps. Or quels que soient les avantages de cette dernière intervention, on ne peut impunément procéder à l'ablation d'un bout considérable du côlon à cause du choc, et aussi de la difficulté à péritoniser cette vaste surface cruentée. Là encore il y aura à tenir grand compte de l'état général du sujet, de sa résistance, de la date du début de l'affection, de la présence ou de l'absence de l'obstruction dans les antécédents; et on peut dire que, intervenir précocement dans les tumeurs droites, c'est encore étendre les indications de la résection primitive.

Voici les **résultats** des colectomies dans les cancers droits (cæcum y compris).

CAVAILLON : 25 % mortalité.
DESMAREST : Cæcum (1908), 30 % de mortalité.

ANSIMOFF	24 cas,	6 morts.
VON HABERER (clinique V. EISELSBERG)	9 cas,	9 guérisons.
WALDESTROMM	mortalité 45 %.	
JABOULAY	2 cas,	2 guérisons.
PETERMANN	12 cas,	3 morts.
HAMAN	1 cas,	mort (obstruction ancienne.)
MARTEL	1 cas,	guérison.
WOLFAERT	1 cas,	guérison (après fistule.)
MAYO	34 cas,	3 morts.
PECK	1 cas,	1 guérison.
DURKE	1 cas,	1 guérison.
ABBE	4 cas,	4 guérisons.
BÉGOUIN	1 cas,	guérison.
MATIGNON	1 cas,	»
DUVERGEY	1 cas,	»
GAYET	1 cas,	»
JABOULAY	1 cas,	»
CROISIER	1 cas,	»
WALLACE	1 cas,	»
JUDD	4 cas,	4 guérisons.
ROSENBLUM	1 cas,	»
DOBROWALSKI	1 cas,	»
ARNAUD et DELORE	1 cas,	»
LENORMANT et HEITZ-BOYER	1 cas,	»
BONNEY	1 cas,	»
POZZI et BENDER	1 cas,	»
CLOGG	3 cas,	3 guérisons.

Il n'y est pas tenu compte des interventions faites en occlusion qui sont meurtrières; un certain nombre de résections se terminèrent par décès qui furent faites sur des malades obstrués ou cachectiques avec erreur d'indication.

D'autre part, parmi ces résultats, il est remarquable que si les statistiques globales opposent impartialement les insuccès aux succès, les cas isolés ne comportent que des succès.

Avec toutes les réserves qu'il convient d'apporter au jugement des statistiques, on voit que les résections en un temps avec iléo-colostomie donnent une mortalité qui ne dépasse pas 20 à 25 %. Comment faut-il procéder à l'ablation d'un cancer droit?

Incision de la paroi. — Il est préférable de la faire sur la tumeur. Plus que l'incision médiane ou au niveau du bord externe du grand droit, elle expose aux éventrations, mais sur cette incision médiane on a souvent besoin de brancher une incision horizontale, lorsque la tumeur est peu mobile.

L'incision sera donc verticale, mesurant vingt centimètres environ; il y aura intérêt à la prolonger vers le bas pour les tumeurs cæcales et vers le haut pour les tumeurs de l'angle hépatique en incurvant cette extrémité. Cependant ces dernières seront abordables plus facilement par une incision horizontale semblable à celle que conseille SPRENGEL pour l'abord des voies biliaires. Le prolongement inférieur sera parallèle au ligament de POUPART pour les cancers cæcaux.

L'adhérence de la tumeur à la paroi antérieure nécessitera une incision dédoublée au point d'adhérence pour éviter l'intestin.

Une fistule sera thermocautérisée et fermée provisoirement, l'incision circonscrivant l'orifice.

La cavité abdominale ouverte, le chirurgien examine les lésions du doigt et de l'œil et prend la décision qui convient.

La tumeur étant opérable, il procédera à l'extirpation.

Il faut pour cela :

1) sectionner l'iléon ;

2) sectionner le côlon au delà et à distance de la tumeur ;

3) isoler le côlon néoplasique.

Par quelle extrémité commencer. Faut-il isoler le côlon avant de le sectionner, ou inversement le décollement doit-il précéder la section?

La section préalable présente des avantages, à la condition de commencer, après coprostase, non par le côlon qui est accolé à la paroi et souvent adhérent, mais par l'iléon très mobile; on procède de bas en haut par pincement et section progressive des mésos vasculaires et l'hémostase s'assure facilement. Cette façon de procéder, du simple vers le compliqué, de la portion libre vers la portion immobile, donne plus de facilité pour trouver, sous le néoplasme, le bon plan du clivage.

Le décollement terminé à distance suffisante de la

tumeur, le côlon est sectionné avec les mêmes précautions que l'iléon.

Mais on peut faire à cette technique un reproche, c'est de nécessiter l'ouverture de l'intestin dans l'intérieur de l'abdomen au niveau du côlon ascendant. Si les premières manœuvres, section iléale, décollement, sont exemptes de danger de contamination péritonéale, la section colique, elle, doit se faire assez souvent dans la cavité abdominale, et parfois profondément. Aussi anatomistes et chirurgiens se sont-ils efforcés de trouver un procédé qui permit de faire cette résection au grand jour, et de diminuer les causes d'échec par infection. La question est résolue par le décollement préalable à la section. Ce décollement peut se faire de deux façons. On peut attaquer la tumeur par son bord interne et pratiquer l'hémostase à mesure que les vaisseaux se présentent ; on décolle progressivement de dedans en dehors et on termine la libération d'avec la paroi postérieure par la section du bord droit du méso-cæcum. La même manœuvre peut être faite en sens inverse.

Cette façon de procéder est défectueuse en ce sens qu'elle oblige à amorcer le décollement en un point où les adhérences (néoplasiques ou non) sont le plus marquées, et alors on s'expose, ou bien à ouvrir l'intestin, d'où péritonite, ou bien, en serrant de trop près la paroi postérieure, à pénétrer sous le fascia rétro-colique où siègent l'uretère et les vaisseaux spermatiques.

Aussi convient-il d'avoir recours à un procédé imaginé par Duval pour l'S iliaque, expérimenté par

Cavaillon sur le cadavre pour le côlon droit, et appliqué avec succès par Scudder et Desmarest, et d'autres depuis lors. Il consiste à utiliser le plan de clivage naturel offert par la lame celluleuse rétro-colique résultant de la coalescence du méso-côlon primitif avec le péritoine pariétal postérieur. On rend ainsi au côlon sa disposition primitive et il entraîne avec lui, compris dans son méso, ses vaisseaux.

Il convient d'inciser sur le bord externe du côlon ascendant le péritoine pariétal, assez légèrement pour ne pas pénétrer trop profondément. En soulevant la lèvre interne de cette incision et en appuyant vers la gauche le côlon, on tombe sur une trame celluleuse qu'il est possible de dissocier à l'aide du doigt; c'est elle qui constitue le bon plan de clivage. On poursuit alors ce décollement vers le haut et vers le bas, aussi loin qu'il est nécessaire, et on rejette vers la gauche le côlon ainsi isolé et mobile, retenu à la paroi par sa lame porte-vaisseaux. Il faut se garder de quitter le contact intestinal, dans ce décollement, à cause des rapports du côlon avec l'uretère et les vaisseaux spermatiques. On les recherchera du doigt et de l'œil pour les éviter. Cette phase principale de l'intervention exécutée, il sera possible de procéder à la section des deux bouts de l'intestin extériorisé.

La seconde partie comprend l'entéro-anastomose. Elle sera pratiquée au bouton ou à l'aiguille, au choix du chirurgien. On peut faire :

1° Entérorraphie circulaire, termino-terminale. Elle est abandonnée à l'heure actuelle; s'il est plus rapide, ce procédé est défectueux à cause de l'irrégularité des deux bouts. Il faudrait alors avoir recours à d'autres modifications tendant à rétrécir le bout colique ou à augmenter le calibre du bout iléal. Ces modifications sont nombreuses : section du bord non mésentérique de l'iléon sur quelques centimètres. Invagination de l'iléon dans le côlon (DOYEN, DELBET, MADELUNG, etc).

2º Entérorraphie termino-latérale qu'on a abandonnée pour l'enterrorraphie latéro-latérale.

3º Entérorraphie latéro-latérale. — Elle a sur toutes les autres l'avantage de permettre des bouches anastomotiques larges et d'accès facile; en outre elle permet un adossement des surfaces séro-séreuses beaucoup plus large et plus étanche que tous les autres procédés. A la condition de faire une anastomose isopéristaltique, elle constitue une excellente opération.

Où faut-il aboucher l'iléon sur le côlon ?

Cet abouchement doit siéger à distance du néoplasme. Cette précaution est dictée par la crainte d'une récidive soit intestinale, soit ganglionnaire. Il en résulterait de toute façon une atteinte dans le fonctionnement de la nouvelle bouche.

Il doit siéger de plus dans une portion de gros intestin qui soit mobile, ce qui fait que pour les tumeurs siégeant au voisinage de l'angle colique, il faut faire porter l'anastomose au niveau du côlon transverse. Au cas où celui-ci serait très étroitement uni à la paroi postérieure, on pourrait être amené à pratiquer une iléo-sigmoïdostomie, d'un pronostic plus sérieux. La continuité de l'intestin une fois rétablie, il convient de procéder à la reconstitution du péritoine pariétal postérieur. Il existe, en effet, à ce niveau, une bande de tissus cruentés et saignants. Il est inutile d'essayer de poser des pinces dans ces formations molles et friables : ou bien la pince coupe, ou bien la ligature sectionne. Il n'y a du reste qu'un suintement continuel et on ne distingue pas de vaisseaux dignes de ce nom. Le plus simple est d'agir par un tamponnement serré et continu qu'on aura pu réaliser du reste pour gagner du temps dès le début de l'entéro-anastomose et que l'aide maintiendra serré pendant toute la durée de celle-ci.

Les petits suintements qui auront résisté au tamponnement seront enfouis dans une anse faite d'un fin catgut modérément serré et passé en bourse dans les tissus voisins. Cette hémostase a une importance considérable. Mal faite, elle laisse se constituer un hématome qui a toutes les raisons de s'infecter secondairement au voisinage de l'intestin. Il en résulterait une collection suppurée profonde d'un abord et d'une évacuation difficiles. Ceci fait, se pose la question de la péritonisation. Elle présente des difficultés parfois grandes au cas où, par suite des adhérences contractées par le cancer, l'exérèse a nécessité l'ablation d'une large part des feuillets voisins du péritoine pariétal. Dans les cas simples, on trouvera à la suite du décollement par incision du péritoine, au niveau du bord droit du côlon, un volet péritonéal à charnière droite qui, rabattu, viendra s'accoler à la lèvre gauche du feuillet interne du méso-côlon ascendant. Il faut une bande de tissu péritonéal suffisamment lâche; il ne faut pas se contenter de constituer à l'excavation cruentée, une sorte de couvercle séreux tendu d'un bord à l'autre, à l'abri duquel se font des suintements dangereux pour l'avenir. Les conditions d'une bonne péritonisation sont un accolement intime de la séreuse à la paroi. Or il s'en faut qu'elle soit toujours réalisable. Dans ces conditions, il faut se contenter d'un tamponnement à la gaze. Quelques petites manœuvres complémentaires assurent l'isolement de la surface cruentée et augmentent la sécurité des suites opératoires.

: La suture de la tranche mésentérique au bord du feuillet interne du méso-côlon ascendant (GAYET).

DUVERGEY, après la résection d'un cancer du cæcum et du côlon ascendant qui avait nécessité la dissection de l'uretère du duodénum et du rein droit, l'ablation d'une portion du psoas et de tout le péritoine pariétal de la fosse iliaque et lombaire, ne pouvant péristoniser la vaste surface dénudée ainsi créée, sutura le feuillet interne du méso-côlon ascendant au bord interne de l'incision du péritoine pariétal. Il constitua ainsi une cloison paramédiane isolant la partie droite de l'abdomen de la grande cavité péritonéale.

Enfin on peut utiliser pour cet isolement le grand épiploon (BÉGOUIN).

La question du drainage sera examinée plus loin. Dans le cas présent, il peut être double : antérieur et postérieur, dans la fosse lombaire, à travers la paroi abdominale postérieure.

Telle est la façon dont il convient de traiter les cancers droits du côlon; ce qui fait la limite des néoplasmes justiciables de ce procédé, c'est l'étendue de la résection iléo-cæco-colique. C'est l'angle droit pour les uns; d'autres empiètent sur le côlon transverse. Il faut tenir compte de l'état du sujet et de sa résistance. Mais il est des conditions dans lesquelles cette résection primitive est contre-indiquée; ce sont :

L'état général mauvais du sujet.

L'état local; la présence d'adhérences très importantes dont l'ablation pourrait compromettre la vie du malade.

La notion des poussées inflammatoires au niveau du néoplasme avec élévation de température, plastron, signes péritonéaux plus ou moins marqués. Ces phénomènes indiquent la présence d'une infection suppurative ou non, pré ou rétro-néoplasique (fausses appendicites au niveau du cæcum) DESMAREST.

Dans ces conditions, il est indiqué d'abandonner la méthode en un temps qui serait dangereuse et d'avoir recours à la méthode en plusieurs temps. La méthode en plusieurs temps comprend, nous le verrons, un certain nombre de procédés. Le plus employé, celui qui a donné des résultats remarquables relatés dans nos observations et qui consiste en l'extériorisation de la tumeur, l'isolement de la grande cavité péritonéale par suture péritoine colique-péritoine pariétal, et la section secondaire de l'anse extériorisée avec formation d'un anus qu'on fermera dans la suite ; ce procédé n'est pas applicable à toutes les tumeurs qui nous occupent. S'il convient aux malades chez lesquels le mauvais état général seul contre-indique la résection en un temps, par crainte du shock, chez ceux qui sont porteurs de volumineuses tumeurs très adhérentes et impossibles à isoler d'emblée, on ne pourra utiliser l'extériorisation. Il faut dans ce cas procéder de la façon suivante :

Premier temps : Anastomose iléo-côlon transverse ou mieux iléo-sigmoïdostomie (avec exclusion unilatérale par fermeture du bout colique de l'iléon).

Deuxième temps : résection par voie latérale du cancer. C'est le temps difficile du fait des adhérences. Cependant la mise au repos du segment cancéreux aura réduit celles-ci en grande partie.

OBSERVATION I

Cancer de l'angle droit du côlon. Ablation du cæcum du côlon
ascendant et d'une partie du côlon transverse.

Le 8 avril 1912. M. le professeur LAMBRET présente à la Société de Médecine du Nord, la pièce décrite ci-dessous, résultant d'une opération pratiquée le 6 décembre 1911 chez une dame chez qui il avait, le 24 octobre, fait un anus contre nature cæcal pour une occlusion aiguë datant de vingt jours. L'état général était resté bon, l'intoxication stercorémique peu marquée, ce qui avait fait penser qu'il s'agissait d'une occlusion à siège situé très bas ; d'autant qu'il n'y avait pas de vomissements et que le ballonnement était énorme. La laparotomie fut difficile à cause de la distension des anses intestinales. Néanmoins, on parvint à se rendre compte que l'obstacle était constitué par un petit cancer annulaire de l'angle droit du côlon, qui imprimait sur l'organe un sillon de constriction analogue à celui que produirait une ligature.

M. Lambret ne se crut pas autorisé, pour ne pas compromettre la vie de la malade, à faire autre chose qu'un anus contre nature sur le cæcum. Celui-ci fonctionna parfaitement, le drainage de l'intestin s'effectua, mais la malade était très incommodée par l'écoulement constant des matières semi-liquides. M. Lambret pensa procéder en deux temps, tout d'abord faire une anostomose entre l'intestin grêle et le côlon pelvien et ensuite enlever le cancer et fermer l'anus cæcal. Il lui parut plus simple de faire l'ablation de l'anus et du cancer en une seule fois et en une seule pièce. L'opération faite le 6 décembre fut très bien supportée et la malade guérit simplement.

Examen anatomo-pathologique (M. le Pr Curtis). — La pièce est composée de : cæcum avec son appendice, côlon ascendant, un bout de côlon transverse, un bout d'iléon ; les tissus constituant un anus cæcal avec son abouchement à la peau.

Longueur totale : 22 cm. L'intestin étant ouvert, on trouve tout à l'extrémité du cæcum, un peu à droite de l'implantation de l'appendice, un large orifice communiquant par un trajet de plusieurs centimètres avec un lambeau de peau adhérent. C'est l'anus contre nature qui a été pratiqué tout au bout du cæcum.

La tumeur occupe la partie supérieure du côlon ascendant. Son bord inférieur siège à 9 cm. au-dessus de l'orifice de la valvule iléo-cæcale, à 13 cm. au-dessus du fond du cæcum ; en haut, la tumeur est séparée du bord de la pièce par une longueur de 4 cm. de muqueuse normale.

La tumeur se présente sous la forme d'une virole épaisse

au niveau de laquelle l'intestin a une épaisseur de 1 cm. 1/2.

La virole a 3 cm. de haut et circonscrit un canal très rétréci partiellement oblitéré par des saillies mamelonnées du néoplasme.

En un mot : Petit cancer squirrheux avec étranglement prononcé.

Face péritonéale. — On trouve de larges franges mobiles, sans traces de ganglions ; en un seul point qui répond exactement au centre du néoplasme, la coupe montre au milieu de la graisse un nodule blanc qui a un aspect néoplasique. L'appendice est long et intact.

On ne trouve pas trace d'ulcération, ni au-dessus, ni au-dessous du néoplasme.

Examen histologique. — 1. Nodule situé sur la face péritonéale, au niveau de la tumeur ; ganglion complètement envahi par le cancer. On n'y trouve rien que d'énormes acinis revêtus d'épithélium cylindrique ayant remplacé tout le tissu ganglionnaire.

Le centre est nécrotique.

2. Tumeur : La coupe de la tumeur montre à la surface d'énormes végétations épithéliales tapissées par un épithélium cylindrique et enchevêtrées entre elles.

Les formations analogues tubulaires revêtues d'épithélium cylindrique s'enfoncent dans la profondeur, envahissant jusqu'à la graisse sous-péritonéale.

C'est un adéno-carcinome déjà très développé ayant envahi toute l'épaisseur des parois de l'intestin. En quelques points, la tumeur prend cependant par l'abondance du stroma et la rareté des tubes, l'aspect squirrheux.

En somme : cancer d'un type mixte : adéno-carcinome végétant et, par places, squirrhe induré, avec envahissement étendu des parois du tube digestif.

Actuellement, dix-neuf mois après l'intervention, la malade est en excellent état.

CANCERS DU CÔLON TRANSVERSE, DESCENDANT ET SIGMOÏDE (cancers gauches). — Cette règle de la résection en un temps suivie de l'iléo-côlo ou sigmoïdostomie, si elle convient aux tumeurs de la partie droite ascendante du côlon, elle ne s'applique nullement aux tumeurs du reste du gros intestin, car les conditions sont changées. Les tumeurs gauches sont constituées le plus souvent par des squirrhes qui aboutissent au rétrécissement progressif de la lumière intestinale.

Il s'ensuit :

Une augmentation considérable de la toxicité du contenu intestinal.

Une infiltration leucocytaire et une diapédèse microbienne intense au niveau des tuniques intestinales. Pratiquement, dilatation du segment en amont, épaississement des tuniques et friabilité considérable qui leur donne une consistance de carton mouillé.

Dépoli du péritoine viscéral qui ne présente plus sa souplesse accoutumée ; les aiguilles déchirent cette séreuse, les fils ne tiennent pas, les sutures ne sont pas étanches. Les facultés de coaptation et d'adhérence de ce péritoine sont considérablement diminuées ; considérées plusieurs jours après, les surfaces juxtaposées sont restées voisines sans s'unir.

Le péritoine colique n'a pas la même valeur utile que le péritoine iléal au point de vue des sutures, il semble qu'il soit moins apte à contracter des adhérences.

Il résulte de ces considérations un certain nombre

de conditions défavorables tenant à l'état général et à l'état local.

1º Les malades sont des constipés chroniques, donc en état de toxhémie chronique plus ou moins prononcée. Leur résistance est faible.

Opérés dans des conditions d'aseptie absolue avec la plus grande rapidité possible, ils ne supportent pas le choc opératoire. Ils ne se remontent pas, leur température reste basse, le pouls rapide et faible, sérum et toxi-cardiaques restent inefficaces.

2º La différence du calibre de l'intestin en amont et en aval.

Cette différence est constante dans les sténoses serrées, le segment sus-jacent est dilaté, le segment sous-jacent rétréci, ce qui provoque « l'Incongruence des deux bouts ». Cela n'a pas d'importance quand on procède à une suture latéro-latérale, mais lorsqu'on veut anastomoser bout à bout deux segments de côlon transverse par exemple, on rencontre des difficultés que les plissements ou les sections obliques diverses ne résoudront qu'imparfaitement.

3º L'épaississement des tuniques en aval, leur amincissement en amont.

(Le mot hypertrophie ne convient pas à tous les cas.) Il existe souvent dans les sténoses anciennes et d'évolution lente; sa présence ne complique pas l'acte opératoire, mais cette hypertrophie est le plus souvent due à un épaississement inflammatoire des tuniques qui prennent une consistance cartonnée. Les sutures sont difficiles, il est impossible de les serrer fortement et l'étanchéité risque d'être imparfaite, car elles déchirent les tuniques sans les coapter. Enfin l'amélioration du fonctionnement intestinal dans les heures qui suivent l'opération, le drainage et l'écoulement faciles amèneront une régression des processus inflammatoires qui se manifeste par un affaissement, une diminution de l'épaisseur des tuniques. Il en résulte ce fait, noté dans certaines autopsies, que les sutures parfaitement étanches lors de l'intervention sont trouvées à l'autopsie relâchées.

L'amincissement du bord en aval crée des difficultés sérieuses et un danger par perforation des points séro-séreux.

4° Mais de toutes les conditions qui font la gravité de ces interventions, c'est la septicité du contenu intestinal en amont de la tumeur qui joue le principal rôle. Cette septicité est considérable; « le beau-frère de M. METCHINIKOFF, rapporte QUENU, qui sur sa demande en avait entrepris l'étude, fut obligé d'y renoncer, tant la faune était innombrable ».

Elle est constituée en majorité par des anaérobies très virulents; ceux-ci à la faveur des érosions de la tumeur et de l'intestin sus-jacent infiltrent également les tuniques intestinales, d'où les points de suture les amènent à l'extérieur. Cela explique que même au cours d'opérations qui furent menées avec le plus de soin et qui furent exemptes d'incidents, on voit avec terreur survenir les accidents péritonéaux les plus graves, car la moindre souillure peut provoquer des désastres.

La plupart des accidents infectieux sont des péritonites septiques diffuses généralisées et beaucoup d'entre elles sont suraiguës On trouve à l'autopsie les signes d'une infection péritonéale très virulente : du liquide semblable à du bouillon sale, quelques adhérences très légères, du météorisme et une congestion intestinale marquée.

La raison réside dans cette hypervirulence microbienne et dans l'auto-intoxication lente de l'organisme.

De ces considérations, il résulte que pour intervenir au cours des cancers coliques avec le maximum de chances de succès, il faut :

1º Considérer le malade comme un « sensible », le traiter avec ménagements et lui éviter toute opération longue ou choquante qu'il n'est pas en état de supporter jusqu'au jour où la continuité intestinale rétablie, où le drainage étant assuré et où le malade se trouvant désintoxiqué, on peut se livrer à des interventions plus complètes.

2º Chercher à diminuer la toxicité intestinale par un drainage rapide et complet.

3º A la faveur de ce drainage, les lésions inflammatoires des tuniques pourront régresser et du fait même le pronostic opératoire s'améliorer considérablement.

Les causes d'irritation cessant, l'intestin reviendra sur lui-même, l'infiltration et l'hypertrophie diminueront, l'œdème disparaîtra.

4º Donner le plus grand soin à préserver le péritoine de toute souillure en connaissance de la virulence de l'infection.

En conséquence, n'ouvrir l'intestin, quelle que soit la technique choisie, qu'en dehors du ventre et parfaitement isolé de celui-ci.

INTERVENTIONS EN PLUSIEURS TEMPS

Ces conditions requises, les interventions en plusieurs temps se sont efforcées de les remplir.

Toutes elles se proposent de ne procéder à l'ablation de la tumeur qu'après l'établissement d'un drainage intestinal ou après l'extériorisation de cette tumeur, de telle façon que toute manœuvre soit faite en dehors de la cavité péritonéale.

Nous les diviserons en trois groupes :

I. — Interventions comprenant comme premier temps une dérivation intra-abdominale des matières (anastomoses-exclusions), comme second temps l'exérèse.

II. — Interventions comprenant comme premier temps une dérivation extra-abdominale des matières :

Anus préalable,

Anus contemporain,

Anus consécutif.

Comme second temps, l'ablation de la tumeur; comme troisième temps, la cure de l'anus.

III. — Ablations par extériorisation suivie de résection (immédiatement, opération en deux temps); ou secondairement (opération en trois temps, terminée par la cure de l'anus ainsi créé.

Nous allons décrire et discuter rapidement les différents procédés, nous réservant d'insister sur le dernier, la méthode par extériorisation qui fut choisie dans les cas personnels publiés dans ce travail par M. le professeur LAMBRET.

I. — INTERVENTIONS COMPORTANT COMME PREMIER TEMPS UNE DÉRIVATION INTRA-ABDOMINALE DES MATIÈRES, COMME SECOND TEMPS L'EXÉRÈSE.

Avantages légers : pas d'anus contre nature, fut-il temporaire.

Inconvénients graves : l'intervention comporte en elle-même un pronostic sérieux. Pas d'anastomose simple qui ne suffit pas à mettre le cancer à l'abri du contenu intestinal; il faut faire une exclusion unilatérale et de plus transporter l'iléon loin de la tumeur. Dans l'hypothèse d'une tumeur de l'angle droit, cas le plus favorable, il faut pratiquer l'iléo-sigmoïdo-stomie avec exclusion qui est une intervention sérieuse.

D'ailleurs, supposons qu'elle ait réussi et que dans un second temps on ait extirpé la tumeur, on a fermé le bout colique en amont, or on avait fermé le bout cæcal de l'iléon au cours du premier temps. Donc : ou bien on doit y adjoindre un anus cæcal(KRAMMER), ou bien on a transformé l'exclusion unilatérale du côlon ascendant en exclusion fermée qui est d'une gravité considérable, puisque les malades chez qui elle fut tentée sont morts ou n'ont été sauvés que par l'ouverture précoce (JABOULAY) de l'anse exclue.

Cette méthode ne convient qu'aux tumeurs du côlon droit dans les cas exceptionnels où elles sont justiciables de la méthode en plusieurs temps, car, chez elles, l'ablation de la tumeur comporte également la résection de tout l'intestin droit, cæcum y compris.

II. — INTERVENTIONS COMPRENANT COMME PREMIER TEMPS UNE DÉRIVATION EXTRA-ABDOMINALE DES MATIÈRES.

Dans un second temps, l'ablation.

La fermeture de l'anus se fera spontanément, ou bien sera fermée ultérieurement, ou bien la résection de la tumeur comportera en outre la résection du segment portant l'anus.

a) *Intervention avec anus préalable immédiatement sus-jacent à la tumeur* (HOCHENEGG-MICKULICZ).

MICKULICZ fait un anus sus-jacent à la tumeur dans un premier temps. Dans un second temps, il résèque le segment qui porte la tumeur avec celui qui porte l'anus.

Dans ces conditions, la résection se fait en milieu intestinal dont la septicité a été atténuée par un bon drainage, mais dans la suite les sutures ne sont plus à l'abri du cours des matières.

b) Les anus contemporains ou consécutifs présentent l'inconvénient inverse : Ils mettent les sutures à l'abri du contenu intestinal, mais l'intervention a lieu en milieu hyperseptique.

c) *Anus préalable, cæcal, à une résection suivie d'entéro-anastomose immédiate.*

A choisir entre les trois procédés, le meilleur est incontestablement celui qui a été conçu par Wœlfler et réalisé depuis avec un succès très marqué par un grand nombre de chirurgiens. Cavaillon et Perrin, Jaboulay et Cavaillon ont récemment encore insisté sur les bons résultats qu'on en obtient.

On procède de la façon suivante :

Etablissement d'un anus préliminaire : anus cæcal. Il permet un bon isolement de la tumeur et présente l'avantage d'être à une distance de cette tumeur telle qu'il ne souille pas la paroi ou siégera l'incision et ne constituera pas un danger pendant l'exérèse. Pendant les quinze jours qui précéderont le second temps, des lavages fréquents seront faits dans le bout colique inférieur par l'anus naturel et artificiel, de façon à obtenir l'aseptisation la plus complète possible de la tumeur.

Ce terme de quinze jours est très variable. Tout dépend de la date du début du néoplasme, de l'état de désintoxication plus ou moins complète du malade, de la vigueur qu'il a récupérée depuis l'anus, de l'état local également qu'on appréciera par des palpations fréquentes.

La résection sera conduite comme il sera indiqué

plus loin et sera suivie d'une entérorraphie rétablissant le cours des matières. Dans un temps ultérieur, on fermera à l'anesthésie locale la petite fistulette cæcale si elle ne s'est pas tarie déjà spontanément.

On verra plus loin quelle est la bénignité de ce genre d'intervention.

III. — L'extériorisation

Ce procédé jouit d'une faveur toute particulière, c'est de cette façon dont furent traitées les tumeurs de cinq des observations mentionnées dans cette thèse.

On lui a fait certains reproches.

L'extériorisation n'est possible que lorsque la tumeur porte sur des portions mobiles des côlons (côlon transverse, colon iliaque). Les portions à méso court sont d'extériorisation difficile, à plus forte raison les angles.

Les tentatives faites sur ces cancers adhérents et mous peuvent amener les ruptures et l'infection péritonéale consécutive.

Le cancer est-il étendu, l'extériorisation n'en permettra pas l'ablation large, on risquera d'abandonner aux bouts intestinaux des tissus néoplasiques.

Cette limitation dans l'exérèse sera plus marquée encore quelques jours après l'extériorisation de la tumeur, lorsque la rétraction en aura réduit la portion extériorisée.

On risque d'abandonner dans l'abdomen des ganglions voisins du néoplasme, seuls ceux qui sont compris dans le coin mésentérique pourront être enlevés.

La cure consécutive de l'anus ainsi créé et par où se déverse la totalité des matières, est une cure particulièrement difficile. D'autre part il se produit, outre une hernie de la muqueuse, une rétraction des deux bouts intestinaux qu'on peut avoir quelque peine à coapter dans la suite.

« Méthode d'exception pouvant être utilisée au cours d'occlusion pour parer au danger du moment. On voit quelquefois un cancer mobile se présenter à travers la plaie de laparotomie; on peut le fixer à la paroi et le réséquer ainsi en deux temps. Ceci sera toujours infiniment supérieur à l'entérectomie en un temps, le plus souvent meurtrière (CAVAILLON)... On peut comparer cette méthode à l'anus artificiel en deux temps, il s'agit d'une étape de la chirurgie intestinale. L'extériorisation a rendu des services; elle a permis de montrer la supériorité des opérations sériées, elle a mis en évidence le danger de l'opération en un temps, mais aujourd'hui elle doit céder le pas aux opérations avec anus ».

Voilà un jugement peu favorable à l'extériorisation puisqu'il la réserve aux tumeurs qui, d'elles-mêmes, se présentent à la paroi. Peut-être les critiques qui sont faites à ce procédé ne sont-elles pas elles-mêmes exemptes de tout reproche.

Nous avons été surpris de trouver parmi les arguments à opposer à l'extériorisation la gravité de la cure de l'anus créé. Le temps opératoire terminal paraît constituer, pour beaucoup de chirurgiens, un temps difficile, et qui comporte une mortalité assez élevée.

Or notre maître, M. le professeur LAMBRET, a procédé 21 fois à la cure de l'anus artificiel.

12 fois après ablation d'un cancer du rectum.

3 fois, il s'agissait d'anus cæcaux pratiqués pour occlusion post-opératoire.

1 fois d'anus iléal pour occlusion de cause inconnue, qui céda spontanément.

5 fois, après ablation de cancer colique.

Ces 21 fermetures se passèrent sans ennui.

Un seul malade fit un tout petit abcès dans la paroi, n'ayant aucune communication avec l'intestin.

Notre malade de l'observation V fit un hématome collecté dans le petit bassin, résultant d'un défaut d'hémostase.

La mortalité a donc été nulle; l'intervention a été faite sous anesthésie locale. Elle a comporté, dans la plupart des cas, la résection des tissus constitutifs de la fistule, et la fermeture de l'intestin en deux plans de suture, l'un prenant la totalité des tuniques, l'autre séro-séreux. Un petit drain a été laissé pendant deux ou trois jours au contact de l'intestin. Dans tous les cas, il fut inutile, celui-ci s'étant fermé par première intention.

Il est donc bien certain que les insuccès, que les échecs sont dus à un défaut de technique.

L'extériorisation peut être rendue difficile, il est vrai, au niveau des portions fixes et des angles, mais dans ce cas le procédé simple du décollement par clivage du feuillet celluleux d'accòlement de la lame méso-colique primitive avec le péritoine pariétal, permettra la mobilisation.

Au niveau des angles, la section des ligaments suspenseurs permettra les mouvements étendus. Plus grave est le reproche des difficultés d'isolement dans les cancers très adhérents, car cette méthode ne permet pas de bénéficier de la rétrocession des processus inflammatoires qu'on observe quelque temps après la dérivation préalable (anus préalable). L'abandon des ganglions hypertrophiés n'a pas, nous l'avons vu, une grande importance, à la condition que l'intervention soit faite précocement et qu'on enlève les ganglions les plus voisins (voir plus haut). En outre, les inconvénients de la difficulté d'extériorisation des tumeurs adhérentes est un peu théorique.

On verra dans nos observations que ces tumeurs ont toujours pu être amenées à l'extérieur. On est parfois obligé de sectionner et lier d'assez fortes adhérences, mais c'est là une hémostase relativement facile. Nous avons à ce point de vue parcouru les observations d'extériorisation dans lesquelles la tumeur fut trouvée adhérente, et dans toutes ce temps opératoire fut, sinon aisé, du moins possible.

« Immédiatement au-dessus du détroit supérieur, collée contre la paroi latérale gauche, et y adhérant, nous trouvons une tumeur du côlon. Incision du péritoine le long et au-dessous du détroit supérieur décollement, extériorisation. » (Hartmann-Cunéo).

Kessler : tumeur de l'S iliaque adhérente à l'ovaire droit et à l'intestin ;

Autre tumeur à angle droit adhérente au foie, mobilisation, extériorisation.

Gueschel : tumeur du côlon descendant adhérente, libération, extériorisation, etc... (Voir nos observations).

Quant au reproche qu'on fait à la méthode de ne pas permettre la résection d'une longueur suffisante d'intestin sain, aux extrémités de la tumeur, il suffira de parcourir nos observations pour se convaincre de son absence de fondement.

Il a été enlevé, en effet :

7 cm. (au-dessus) de la tumeur, 8 cm. (au-dessous) d'intestin sain, dans le cas VII.

10 cm. (au-dessus) de la tumeur, 6 cm. (au-dessous) d'intestin sain, dans le cas I.

3 cm. (au-dessus) de la tumeur, 2 cm. (au-dessous) d'intestin sain, dans le cas III.

7 cm. (au-dessus) de la tumeur, 5 cm. (au-dessous) d'intestin sain, dans le cas VI.

Pour apprécier avec justice la valeur respective de ces deux procédés également utilisés, anus cæcal préalable suivi d'entérectomie et extériorisation, il faut comparer leurs risques opératoires et leurs résultats.

1° Opération de Wœlfler (anus cæcal, exérèse, cure spontanée ou chirurgicale de l'anus).

Guillet	1 cas,	1 guérison.
Kessler	2 cas,	1 guérison, 1 mort.
Czerny	1 cas,	1 guérison.
Littlewood	1 cas,	1 guérison.
Sorensen	1 cas,	»
Deschamp	1 cas,	»
Willy Auschutz	3 cas,	2 morts.
Jaboulay et Cavaillon.	9 cas,	2 morts.
Observations isolées.	17 cas,	4 morts.
Total	36 cas,	9 morts soit mortalité opératoire, 23 %.

2º Opération de Bloch-Hahn (extériorisation, résection, cure de l'anus).

Gueschel	2 cas,	2 guérisons.
Pollard	2 cas,	1 mort.
De Quervain	1 cas,	1 mort.
Willy Auschutz	30 cas,	6 morts.
Denk	13 cas,	2 morts.
Cas isolés	11 cas,	2 morts.
Schwartz	3 cas,	3 guérisons.
Lambret	5 cas,	4 guérisons.
Soit	67 cas,	12 morts.

soit 67 cas, avec 12 morts; soit mortalité opératoire, 17 %.

La mortalité opératoire de l'extériorisation est, on le voit, notablement moins marquée. Parmi les cas de mort, il faut citer les deux cas rapportés par Auschutz où l'intestin fut ouvert par les manœuvres de libération. Il est tenu compte également des décès survenus au cours de la cure de l'anus contre nature. Nous avons dit comment les résultats obtenus par

notre Maître, M. le Pr LAMBRET, nous autorisaient à
considérer cette intervention comme absolument
bénigne.

L'appréciation comparative des résultats opératoires est difficile faute de documents, mais les survies
après ablation par la méthode de l'extériorisation sont
fréquentes et longues. Sur vingt malades de DENK
(clinique de VON EISELSBERG), sept d'entre eux sont
en bon état, trois ans après. L'un d'eux est en vie
après sept ans.

Notre malade, M. Q..., a été opéré il y a plus de
deux ans, son état local et général est excellent.
M... est bien portant depuis un an ; V. J..., depuis un
an également ; D..., depuis un an et deux mois.

Or la récidive au cours des cancers en général, et
des cancers coliques en particulier, est très précoce
lorsqu'elle existe, on peut considérer le terme d'un
an comme une extrême limite et on peut espérer que
les malades dont nous allons rapporter l'histoire en
seront exempts.

Ces diverses considérations font tomber les critiques
qui s'adressent à la méthode d'extériorisation d'après
lesquels on abandonne par ce procédé, des tissus et des
ganglions néoplasiques susceptibles d'évoluer dans la
suite.

Le cancer colique est un cancer limité sans extension ; les ganglions sont le plus souvent inflammatoires, les plus douteux étant les plus rapprochés de la
tumeur, c'est-à-dire ceux qu'on enlève avec elle.

Il semble qu'il y ait pour chacune de ces deux techniques rivales des indications particulières.

Le temps délicat des opérations du type WOELFLER (anus cæcal, exérèse) est le second temps qui comporte une résection intestinale suivie d'entérorraphie ; le premier temps en est bénin. Au contraire, l'extériorisation est le temps difficile : la fermeture de l'anus qui constitue le second temps est infiniment moins importante.

En conséquence, le premier type paraît s'adresser plus particulièrement aux malades profondément intoxiqués et affaiblis qui ne seraient pas en état de supporter les manœuvres d'isolement et d'extériorisation. Dans toutes autres conditions il semble qu'on doive lui préférer le second type qui, avec des résultats vraiment remarquables, présente des avantages incontestables.

1° La mortalité opératoire est moindre 17 % pour 23 % ; 2° l'extériorisation ne nécessite aucune manœuvre intra-abdominale dangereuse (intestin fermé), péritoine fermé et cavité abdominale préservée par des adhérences artificielles (sutures) et naturelles.

3° Elle ne donne pas comme l'entérectomie, le souci, toujours gros, des sutures intestinales. Elle peut être faite très rapidement et sans choc. C'est une intervention courte et exempte de tout risque de péritonite.

Nous allons maintenant décrire rapidement de quelle façon il convient de pratiquer l'extériorisation.

Voici tout d'abord quelques variantes :

Procédé de PAUL. — PAUL traverse d'abord le méso-côlon par des fils qui lient les vaisseaux sigmoïdiens, puis il sépare ainsi de la paroi postérieure, l'anse colique qu'il va réséquer. Ce segment est attiré hors du ventre, les deux anses afférente et efférente sont accolées l'une à l'autre en canon de fusil. On suture péritoine pariétal à péritoine colique. L'intestin est sectionné et les deux extrémités unies l'une à l'autre par leur bord méso-colique.

Second temps : fermeture de l'anus artificiel.

Procédé de VOLKMANN (SCHEDDE-GUSSENHAUER). — Il consiste, après avoir réséqué l'anse portant la tumeur, à aboucher les extrémités coliques à la peau en les accolant en canon de fusil.

Fermeture de l'anus dans un second temps.

Procédé de BLOCH (1892) (ALLINGHAM). — Premier temps : Extériorisation de la tumeur jusqu'à l'apparition des adhérences.

Deuxième temps : Résection de l'anse, et coloraphie circulaire extra-péritonéale.

Troisième temps : On rentre l'anse entière dans l'abdomen.

Procédé de RECLUS. — Premier temps : Extériorisation simple de la tumeur.

Deuxième temps : Résection massive au thermocautère au ras de la paroi abdominale.

Troisième temps : Cure de l'anus contre nature.

Procédé de HARTMANN. — Il est préconisé et défendu dans la thèse d'OKINCZYC. Il a beaucoup de points communs avec le procédé de PAUL. Les temps se succèdent de la façon suivante :

Section du méso. — Le méso est sectionné en coin de manière à enlever les ganglions au contact de l'intestin, tout en assurant la vascularisation des deux bouts. En un mot, avant que la cavité intestinale soit ouverte, on a déjà exécuté la plus grande partie de l'opération.

Extériorisation de l'anse. — Disposition de l'anse en canon de fusil et suture des deux chefs accolés par une suture séro-séreuse. Surjet séro-séreux (péritoine pariétal, péritoine colique), isolant l'anse de la cavité péritonéale.

Fermeture du ventre au-dessus et au-dessous par points séparés péritonéo-musculo-aponévrotiques.

Écrasement du bout efférent, ligature et section.

Même traitement au bout afférent, auquel on adapte un tube de PAUL dérivant les matières et préservant de toutes souillures.

Trois semaines après, cure de l'anus ainsi créé HARTMANN procède en réséquant en masse les parties constituantes de l'anus artificiel, en fermant les deux bouts et en anastomosant latéralement.

Ce qui fait la valeur commune de ces procédés divers, dont il existe de nombreuses variantes, c'est l'ouverture de l'intestin en dehors de la cavité abdominale qui a été fermée derrière lui. Mais il faut remarquer qu'à ce point de vue, les chirurgiens agissent différemment.

Les uns, comme Paul, Volkmann, Hartmann, sectionnent l'intestin immédiatement après l'extériorisation et la fixation à la paroi (procédé en deux temps). D'autres, comme Bloch, Reclus, Hahn, attendent quelques jours, le temps nécessaire à la production des adhérences artificielles, qu'ils se soient contentés comme Reclus d'une extériorisation simple, analogue du procédé dit à la baguette pour la confection des anus, ou qu'ils aient, lors de l'extériorisation, constitué une suture péritonéale pariéto-colique, comme Bloch, Hahn (procédés en trois temps).

Tout d'abord en partant de ce principe que deux précautions valent mieux qu'une, il est préférable de procéder à la façon de ces derniers chirurgiens. La suture séro-séreuse fixant l'anse extériorisée au péritoine pariétal, n'allonge pas sensiblement l'opération.

Mais le fait d'attendre pour réséquer l'intestin, qu'il se soit formé une seconde barrière naturelle d'adhérences garantissant l'abdomen, n'est pas une précaution inutile.

Il faut compter sur deux modifications anatomiques qui se produisent au niveau du bout afférent dans les heures qui suivent l'ablation.

Celui-ci a été le siège de phénomènes d'hypertrophie dont les uns, qui sont d'ordre musculaire, subsistent, mais dont les autres régressent rapidement dès qu'ont cessé la stase et la gêne circulatoire.

: L'œdème et l'infiltration leucocytaire dans l'anse afférente. — Il en résulte que cette anse afférente diminue

de calibre et d'épaisseur et que les sutures, parfaitement étanches au moment de l'intervention, peuvent se trouver par la suite assez rapidement relâchées. Cet inconvénient se trouve accusé du fait du tiraillement dû à la tension des anses ou à leur propre poids et qui se manifeste par la rétraction presque constante des deux bouts intestinaux. Ce tiraillement a pour effet d'agir sur les points de suture et de les relâcher. Ce procédé a été cause de la mort d'un certain nombre de malades, et nous allons rapporter une observation personnelle intéressante à ce point de vue.

OBSERVATION II

Cancer de l'anse sigmoïde. Colectomie en deux temps.
Mort.

G. G., ménagère, âgée de 61 ans. La malade ne présente aucun fait intéressant dans ses antécédents héréditaires.

Elle a toujours été très bien portante et très résistante, aucune affection digestive antérieure. Appétit et fonctions digestives normales.

Il y a six mois, la malade se prit à souffrir de douleurs d'intensité variable dans le ventre, d'abord localisées à l'hypocondre gauche. Cette douleur se propageait vers la droite et gagnait ensuite tout l'abdomen.

Les douleurs survenaient par périodes, séparées par des intervalles de quelques jours, mais devinrent de plus en plus intenses et plus fréquentes. Au cours de ces périodes, la malade eut quelques vomissements non alimentaires, mais constitués par les liquides muqueux. Les selles étaient moins régulières, mais il n'y avait à proprement parler, ni constipation, ni diarrhée. Il y a 3 mois, apparut une constipation véritable; la malade obtenait avec peine par des purgatifs, une selle liquide tous les quatre ou cinq jours. Les douleurs se firent plus vives; à partir de ce moment se manifestèrent nettement les signes d'obstruction. Les périodes de constipation sont alors suivies de débâcles diarrhéiques pendant lesquelles la malade évacue des selles sanguinolentes, contenant des glaires et des matières très fétides. On y trouve du sang en caillots et aussi du sang noir.

L'état général décline progressivement, l'amaigrissement survient, le teint jaunit, pâlit, devient terreux; les forces diminuent, lorsque la malade se soumet à l'examen.

Examen. — Mauvais état général. Le ventre n'est pas à proprement parler ballonné, mais il est volumineux et tombant. A la percussion on note une sonorité généralisée sans zone de matité.

La palpation profonde permet de percevoir une légère défense de la paroi vers la fosse iliaque gauche, et provoque une légère douleur profonde; mais on ne perçoit en aucun point d'induration.

Il n'y a pas de ganglions.

Le toucher rectal mène dans une ampoule large et contenant des résidus, mais aussi haut que le doigt peut atteindre, on ne perçoit pas de tumeur; cependant, en poussant le toucher rectal à fond, en s'aidant de la main gauche qui déprime la masse abdominale vers le pelvis, on perçoit à travers le rectum une induration vague dont on ne peut préciser les limites. La *recloscopie* ne donne aucun résultat positif, aussi loin que le tube peut pénétrer, on ne perçoit pas de lésions.

Examen radioscopique. — 1° *Lavement bismuthé* : 120 gr. de bismuth dans 500 gr. d'eau. Le lavement est passé très lentement à l'aide d'une longue sonde rectale. Le bock est élevé très légèrement au-dessus du plan du lit. Le lavement passe sans difficulté et en quelques minutes. La malade n'éprouve pendant cette manœuvre aucune douleur. On examine alors l'abdomen sous l'écran : on constate que la totalité du bismuth est passée dans le cæcum. Celui-ci constitue une masse sombre allongée de bas en haut et large d'environ une paume de main. Les dimensions latérales sont donc anormalement développées.

2. *Repas de bismuth* (Lait bismuthé : 120 gr. de Carb. de Bi.). Examen vingt-quatre heures après. Sous l'écran, on fait les constatations suivantes :

Il reste du bismuth dans l'estomac : celui-ci présente une portion inférieure allongée, formant tache sombre, et dont l'extrémité est à un travers de main sous l'ombilic.

La majeure partie du bismuth ingéré est dans le cæcum; au niveau de la fosse iliaque gauche, obscurité presque complète, sans qu'il soit possible cependant de distinguer, comme du côté droit, une zone sombre très nette.

Au-dessus de cette partie sombre, dans le flanc gauche et sous le diaphragme, il existe une zone très claire, très large, très distincte de l'obscurité sous-jacente, tranchant nettement sur le reste de l'abdomen. En présence de ces renseignements, on fait le diagnostic de sténose cancéreuse du côlon gauche siégeant sur l'S iliaque.

Intervention le 9 juin 1913 sous chloroforme. — Laparotomie médiane sous-ombilicale et incision transversale au niveau de l'épine iliaque antéro-supérieure gauche, sectionnant le muscle droit.

Après réclinement des anses intestinales grêles, on arrive sur l'anse sigmoïde présentant à sa partie moyenne un étranglement circulaire très marqué.

Le segment situé au-dessus de la striction est très dilaté. Le segment situé au-dessous est aplati et rétracté. La tumeur est difficile à amener par suite d'adhérences intimes à la trompe gauche, à l'ovaire gauche, et à la face postérieure de l'utérus dans sa partie supérieure. On est obligé de sectionner entre deux clamps la trompe et une partie du ligament large gauche, pour libérer l'intestin ; le décollement de l'utérus est facile, la zone d'adhérence n'étant pas très étendue.

Cette libération n'est pas suffisante pour amener la masse à l'extérieur. Une brèche longue de 15 à 20 cm. et parallèle à l'intestin est pratiquée dans le méso. Ligature progressive. Grâce à cette manœuvre, la tumeur peut être amenée facilement en dehors avec de chaque côté 7 à 8 cm. d'intestin sain.

La brèche dans le muscle droit est réparée avec des anses de catgut en V.

Les deux bouts d'intestin sont accolés en canon de fusil. Un surjet à la soie affronte le péritoine pariétal au péritoine colique tout autour du pédicule de la tumeur. Deux points fixent les deux anses à la partie médiane des lèvres de la plaie abdominale, chaque point prenant la paroi et les deux anses, afférente et efférente au niveau où elles sortent de l'abdomen.

On sectionne alors la tumeur à ras de la peau, la muqueuse est affrontée à la peau voisine, et le contact intime des deux extrémités des bouts coliques est assuré par deux points à la soie. Une débâcle considérable se produit par le bout supérieur, un gros tube de caoutchouc est placé dans sa lumière ; quant au bout inférieur, il a grande tendance à rentrer. Pendant la durée de l'intervention, la malade a mal dormi, asphyxiant sous le Ricard.

La respiration est abdominale.

Suites opératoires. — 1 h. après-midi : Etat aggravé. Les extrémités sont froides, le corps est couvert de sueur froide, le pouls est rapide mais bien frappé, le facies est bon, coloré.

Sérum artificiel, éther, huile camphrée.

2 h. 1/2 : Situation grave. Les extrémités sont glacées, le pouls presque imperceptible bat à 150. Le facies de grippé est devenu angoissé et pâle. La malade est en outre très

dyspnéique. Pas de hocquet. On songe à une hémorragie. Il n'y a pas de sang dans le pansement. Sérum 600 gr., éther, etc... Puis 250 gr. de sérum intraveineux.

Intervention à 3 h. 1/2 : Les fils sont enlevés un à un jusqu'au péritoine, où le surjet séro-séreux paraît intact, sauf au branchement de l'incision du grand droit où il existe une solution de continuité qui permet l'introduction du petit doigt.

Le bout inférieur est profondément enfoncé et difficile à repérer.

Le péritoine une fois ouvert, on trouve des matières fécales remplissant totalement la cavité abdominale et baignant toutes les circonvolutions intestinales.

Remarquons tout d'abord que, dans ce cas comme dans notre résection en un temps, la radioscopie avec bismuth n'a pas donné de renseignements importants; seule, la présence d'une zone claire, témoin d'une dilatation colique à rétro, avait quelque valeur. La radioscopie simple l'eut sans doute montrée. La facilité avec laquelle le lavement pénétra dans l'intestin et la constatation de la présence du bismuth dans le cæcum aussitôt après n'était pas en faveur de la présence d'une sténose sigmoïdienne, car sur ce ségment les néoplasmes sont sténosants le plus souvent.

Il est évident que l'insuccès est dû à une faute de technique opératoire. Les sutures maintenant les deux bouts coliques étaient insuffisantes. Non pas tant encore les sutures périphériques, fixant le tout à la paroi, que les sutures centrales, celles qui unissaient les deux extrémités intestinales accolées. Il en est résulté que, par suite de la rétraction très marquée dans le cas présent, des anses afférente et efférente, et de l'inégalité de volume de ces deux anses, les sutures colo-coliques ont cédé et le contenu intestinal s'est répandu dans l'abdomen.

Examen anatomo-pathologique (M. le professeur CURTIS). — La pièce est longue de 22 cm. La tumeur a une longueur de 6 cm. Etalée, elle présente à son bout supérieur 10 cm. de large; à son bout inférieur, 5 cm.

La muqueuse, au-dessus et en dessous, est en bon état et ne présente pas d'ulcération.

La portion saine jointe à la tumeur mesure 10 cm. au bout supérieur, 6 cm. au bout inférieur.

Le néoplasme commence brusquement par un bourrelet faisant tout le tour de l'intestin et saillant dans la lumière intestinale comme le museau de tanche dans le vagin. Au centre existe un canal rétréci, impossible à étaler tant les parois en sont rigides, et qui parcourt le trajet de la tumeur. Dans ce trajet on trouve des mamelons saillants sans perte de substance visible à l'œil nu.

La partie inférieure se termine également par des mamelons saillants. La face péritonéale est couverte de franges graisseuses normales. Au niveau de la tumeur, on trouve deux masses de la taille d'une noisette plaquées contre la surface de l'intestin.

Examen histologique. — C'est un adéno-carcinome. Les tubes épithéliaux néoplasiques pénètrent la celluleuse très hypertrophiée. Les couches musculaires sont dissociées par un tissu conjonctif jeune qui se continue d'une part avec la celluleuse, d'autre part, avec le tissu cellulaire sous-péritonéal. Le cancer pénètre jusqu'entre les premières régions où apparaissent les faisceaux musculaires dissociés. On trouve dans la paroi des follicules lymphatiques qui ne sont pas envahis par le cancer. Une coupe faite du côté

péritonéal ne montre pas d'envahissement du néoplasme
et les trois petits nodules accolés à l'intestin et qu'on peut
prendre pour des ganglions envahis sont des restes d'ovaire
et de trompe.

Voici rapidement décrite la technique de l'extériorisation :

1. La position à donner au malade. Position de TREU-
DENLENBOURG pour toute opération sur l'hypogastre,
qui débarrasse la cavité pelvienne de toute la masse
grêle et permet l'exploration.

Opère-t-on une tumeur des angles, on utilisera
les moyens (annexes aux tables ou corps ronds glissés
latéralement sous le flanc) qui permettent une
hyperextension et exposent les organes situés sous la
coupole diaphragmatique.

2. L'incision. La tumeur est-elle perceptible, on inci-
sera sur la tumeur. Si elle ne l'est pas, on fera une
laparotomie médiane pour procéder à l'exploration,
et au besoin on branchera sur cette première incision,
une seconde perpendiculaire.

Pour les angles, il y a intérêt à faire l'incision oblique
ou horizontale, analogue à celle que SPRENGEL a
conseillé pour l'abord des voies biliaires.

3. La tumeur explorée, il faut l'isoler et la libérer.
Dans certains cas, l'anse est libre, ou unie aux
organes voisins par des adhérences lâches facilement
rompues. Mais cette tumeur peut être immobilisée
pour plusieurs raisons.

a) Elle est située sur une portion de l'intestin privée de méso (côlon descendant, angles).

Elle est située sur le côlon descendant ? Décollement à la Duval dans la trame celluleuse résultant de la coaptation du méso primitif avec le péritoine pariétal postérieur. Réclinement en ménageant l'intestin, l'uretère et les vaisseaux spermatiques.

Cette mobilisation est rendue facile, et peut être très considérable, grâce à une disposition favorable des vaisseaux artériels qui se rendent à cette partie de l'intestin.

Ceux-ci, en effet, sont issus d'un pédicule vasculaire suffisamment long et mobile pour que, sans que la circulation soit en rien gênée, on puisse mouvoir la portion gauche du côlon de haut en bas pour substituer au rectum l'S iliaque, à l'S iliaque le côlon descendant; ou au besoin de bas en haut, si la résection porte sur une portion de ce côlon trop élevé pour qu'on espère un abaissement suffisant. Toute portion prise sur le côlon gauche peut, en somme, se mobiliser sans inconvénient suivant une circonférence dont le rayon est figuré par les artères mésentériques et dont le centre siège à l'origine de ces artères sur l'aorte.

La tumeur siège-t-elle aux angles ? A l'angle gauche par exemple ? Celui-ci est fortement adhérent à la paroi postérieure et aux organes voisins par un ligament puissant phréno-colique ou sustentaculum lienis.

Parfois, en outre, il existe un certain nombre de ligaments accessoires l'unissant à la paroi postérieure et à la rate. La section de ces différentes attaches coliques donne d'emblée une aisance considérable. Une traction redresse l'estomac, qui opère en même temps un mouvement vers la gauche entraînant avec lui l'épiploon, et de cette façon on voit le côlon transverse descendre en masse, et venir se loger dans le flanc gauche.

Pour ce faire, on refoule avec de grandes compresses la masse intestinale et le grand épiploon vers la partie droite de la cavité abdominale, tandis que l'aide soulève et attire en dehors et en haut la lèvre externe de l'incision. Il découvre ainsi l'angle gauche suspendu à la paroi, à la rate, et au diaphragme, par des ligaments dont le plus résistant est le phréno-colique. Le côlon est détaché par section de ces ligaments qui sont chirurgicalement avasculaires.

Ce procédé de décollement résulte des recherches anatomiques et des résultats thérapeutiques de CHALIER, MAYO, MOYNIHAN, et LUSK qui, tout récemment dans un travail important sur la chirurgie du rectum, s'est occupé de cette question de la mobilisation de l'intestin. D'après les chirurgiens américains, en particulier, on pourrait obtenir des mobilisations beaucoup plus étendues.

La section de la partie gauche, voisine de l'angle gauche, de l'épiploon gastro-colique, permettrait de pénétrer dans l'arrière cavité des épiploons, d'aborder la face supérieure du méso-côlon transverse ; dans l'impossibilité de procéder pour le côlon transverse comme pour le côlon descendant, par décollement, LUSK conseille de fendre la face supérieure et la face inférieure du méso-côlon au niveau de leur réflexion sur la paroi; on expose ainsi les vaisseaux qui sont liés isolément, tout contre la paroi postérieure elle-même. La circulation intestinale n'en souffrirait pas et l'apport sanguin serait très suffisamment assuré par les arcades anastomotiques.

Cette manœuvre permettrait la mobilisation et la descente de tout l'intestin situé à gauche de l'angle hépatique.

b) Mais l'immobilisation de la tumeur peut dépendre aussi d'adhérences aux organes voisins. Celles-ci seront écartées, et liées si elles le méritent.

Les adhérences même très volumineuses avec la vésicule, l'estomac, le grêle ne seront pas des contre-indications absolues.

Sont-elles si abondantes qu'elles rendent l'ablation impossible, on aura recours à l'entéro-anastomose ou à l'exclusion.

c) Enfin, il existe des tumeurs qui ont infiltré le méso. Cette infiltration est plus souvent d'origine inflammatoire que de nature néoplasique. Cependant, beaucoup plus que les adéno-carcinomes, les carcinomes alvéolaires envahissent le méso.

Dans l'hypothèse d'une extériorisation, cela a son importance, car le méso est cartonneux, rigide et rétracté.

Cependant on peut utiliser avec profit la section préalable et la ligature des vaisseaux de ce méso. On libère ainsi toute la longueur et rien que la longueur de l'anse qu'on désire fixer dehors. Cette section préalable du méso (HARTMANN) à sa base permet non seulement la mobilisation des anses dont le méso est très infiltré et rigide, mais aussi peut faciliter l'ablation, avec la tumeur, de tous les ganglions qui en dépendent.

Les difficultés dues à cette infiltration du méso, et à l'abondance des ganglions hypertrophiés furent particulièrement marquées au cours d'une ablation par extériorisation dirigée par M. le Pr LAMBRET contre une sigmoïdite hémorragique ayant résisté à tout traitement médical.

La section progressive du méso très près de son insertion, permit l'extériorisation de 25 cm. d'un intestin hypertrophié, épaissi, accolé solidement à la paroi postérieure par un méso très dur et très dense, et bourré de ganglions.

L'anse étant libérée, on l'extériorise. Il faut avoir soin de prendre en deçà et au delà de la tumeur une bonne bande de tissu sain et d'attirer au dehors le plus de méso possible pour enlever les ganglions attenant à la tumeur.

On accole ensuite anse afférente et anse efférente au canon de fusil, grâce à quelques points séro-séreux bilatéraux.

Le tout est fixé alors au péritoine pariétal par un surjet ou des points séparés unissant péritoine pariétal à péritoine viscéral. Il faut attacher à cette ligne de suture un soin tout particulier. Il est de très grande importance que les points unissant les deux extrémités des anses, et les points qui retiennent ces extrémités à la paroi soient serrés et solides. (V. obs. II).

On referme alors la paroi au-dessus et au-dessous. Le tout est enveloppé dans un pansement largement ouaté.

Trois ou quatre jours après, on procède à la section de l'anse extériorisée. Ce temps se passe parfaitement de toute anesthésie. La douleur, si elle existe, est très légère. Nos malades ont supporté très facilement cette petite intervention. Il y a avantage à utiliser le thermocautère qui fait en même temps l'hémostase. Il n'est, en effet, pas rare d'avoir une vingtaine de pinces à placer au cours de cette section, particulièrement au niveau du méso, où il existe des artères d'un bon calibre.

La section faite, on voit les extrémités coliques se rétracter. L'ouverture du bout afférent est suivie d'une débâcle importante de gaz et de matières et le ventre se déballonne rapidement.

Après un laps de temps plus ou moins long, qu'on a utilisé à remonter et désintoxiquer le malade, on procède à la fermeture de l'anus ainsi créé. La technique qui est le plus habituellement employée, consiste en l'application d'un entérotome qui transforme l'anus en canon de fusil en anus latéral, et on termine la fermeture par une entérorraphie extra ou intra-péritonéale.

On se trouvera bien d'utiliser l'anesthésie locale par infiltration qui, comme nous l'avons dit plus haut, facilitera beaucoup la besogne.

Nous n'insisterons pas du reste sur les nombreux procédés de cure de l'anus. Voici la suite des observations de tumeurs du côlon opérées par M. le professeur LAMBRET.

OBSERVATION III

Cancer fistulé de côlon transverse. Colectomie en trois temps.
Guérison.

M. Q..., 26 ans, surveillant de trillage aux mines. Entre à l'hôpital le 27 décembre 1910.

Le malade ne présente rien d'intéressant dans ses antécédents héréditaires ni personnels, jusqu'à il y a quatre semaines.

A ce moment, au cours de son travail, il fut pris d'une douleur brusque dans la région ombilicale. Il constata et fit constater par son médecin la présence d'une petite tumeur au niveau de la ligne blanche, irréductible, et siégeant à un travers de doigt au-dessus de l'ombilic.

Dès ce moment, le malade qui avait joui jusqu'alors d'une bonne santé, et dont les fonctions intestinales étaient bonnes, fut pris à intervalles irréguliers de douleurs abdominales et de coliques fréquentes. Celles-ci avaient comme siège la partie médiane, juxta-ombilicale et se présentaient sous forme d'une barre transversale. Par moments, le ventre se ballonnait, et se produisaient alors des borborygmes très intenses; jamais de vomissements. Pas de crises d'occlusion aiguë. Pas de melœna, ni constipation durable, ni diarrhée. Il y a trois semaines, le malade, qui se soignait par des cataplasmes, constata sur l'un d'eux la présence de pus, et cela le décida à entrer à l'hôpital.

A l'examen, on constate à un travers de doigts au-dessus de l'ombilic, sur la ligne médiane, la présence d'une dépression infundibuliforme, au fond de laquelle siège l'orifice d'une fistule. De cette fistule font issue des liquides qui ont l'aspect nettement stercoral.

On ne peut mettre en évidence la présence de la prétendue hernie. En conséquence, on fait une tentative de fermeture de cette fistule stercorale qui échoue. Le malade sort sur sa demande.

Il rentre de nouveau le 2 mai 1912. A ce moment, l'état du malade s'est considérablement aggravé. Le teint est pâle, l'amaigrissement est marqué. Les forces ont beaucoup diminué, l'appétit est presque nul. Les souffrances ont complètement disparu. Localement, on constate une augmentation considérable des diamètres de l'orifice fistuleux.

Cette fistule est devenue un véritable anus contre nature, par où s'échappent du gaz en abondance et la presque totalité des matières.

Profondément, on perçoit une masse indurée, dont la délimitation nette est impossible, large comme la main et peu douloureuse. Elle est immobile.

Intervention le 26 mai 1912. — Sous chloroforme. Après désinfection du trajet au thermocautère; incision médiane sus-ombilicale, qui au niveau des bords de la fistule, se dédouble, passant à 1 cm. des bords, et la circonscrit.

Les deux lèvres cutanées centrales sont refermées en bourse au-dessus de l'orifice, qui est ainsi clos.

On recherche latéralement le péritoine libre et celui-ci ouvert, on tombe sur une masse du volume de deux poings qui est composée de :

    Epiploon adhérent.

    Côlon transverse très volumineux.

    Une anse grêle.

    Des ganglions du côlon transverse hypertrophiés en
        grande quantité.

On amène sans difficultés toute la masse en bloc au

dehors. Isolement de l'anse grêle qui adhère faiblement. Isolement du grand épiploon. De nombreux ganglions volumineux sont laissés dans l'abdomen. Ceci fait, et le côlon libéré et extériorisé, on isole la cavité péritonéale et on fixe l'anse par une suture à la soie péritoine colique-péritoine pariétal.

Pansement ouaté.

Suite : Le lendemain, le malade est en bon état : pouls 04, bien frappé. 5 jours après l'intervention, on sectionne au thermocautère toute la masse extériorisée, ce qui produit un saignement assez abondant au niveau du méso. On en a facilement raison par des ligatures.

On adosse alors les deux bouts, afférent et efférent en canon de fusil, et on fixe la muqueuse à la peau par quelques points. Le lendemain se produit une débâcle abondante, et les jours suivants, l'état général s'améliore. L'appétit revient avec les forces. Le 19, on place l'entérotome sur l'éperon dans le but de transformer l'anus en fistule. Il tombe de lui-même dix jours après, le 29.

On constate alors que la section ainsi obtenue n'est pas suffisante, on replace l'entérotome le 9 juillet; il tombe spontanément le 17. Le 12 août, le malade quitte l'hôpital.

L'état général est excellent, l'appétit et les forces sont revenus; le malade a engraissé et se sent très bien portant; cependant, les résultats obtenus au niveau de la fistule sont insuffisants et la plus grande partie des matières passe encore par l'anus. On le convoque à une date ultérieure pour la cure de cet anus.

17 octobre : L'anus artificiel donne toujours, mais cependant les matières passent en partie par les voies naturelles. On se décide à intervenir pour la fermeture le 25 octobre; on procède en extériorisant complètement le côlon dans le voisinage de son abouchement à la peau, on résèque la tranche comprenant la fistule, et on rétablit la continuité intestinale par une coloanastomose termino-terminale à la soie.

Drainage : Le 1er novembre, il existe une petite fistulette stercorale, mais le malade va abondamment à la selle par l'anus naturel.

Le 19 novembre, la fistule est fermée, le malade est guéri.

Juillet 1913 : Malgré nos recherches, nous n'avons pas retrouvé le malade, mais nous venons d'en avoir des nouvelles par un de ses proches parents. M. G.., qui dans les mois qui précédèrent son opération s'occupait à surveiller le travail au jour, exerce maintenant le dur métier de mineur au fond. Il se porte parfaitement bien.

Examen anatomo-pathologique. — La pièce a 16 cm. de long et 10 cm. de large. Elle se présente sous forme de cornemuse. Le cylindre intestinal un peu replié offre un bord supérieur, concave, un bord inférieur convexe. Aux deux extrémités de ce sac apparaissent l'orifice d'entrée reporté à droite, sur le bord droit et à gauche l'orifice de sortie reporté en arrière sur la face postérieure.

Sur la face antérieure, au centre de la pièce existe un gros mamelon aplati qui est le trajet fistuleux, par lequel la tumeur se reliait à la paroi. En incisant la pièce sur son bord inférieur on l'ouvre comme un livre et on a sous les yeux une lésion extrêmement curieuse. Toute la poche est formée par une paroi musculo-conjonctive très épaisse atteignant 3 cm. de large. Cette paroi est limitée en dedans par une strie d'aspect musculaire d'environ 3 à 4 cm. Immédiatement au delà de ce liséré, s'étale la muqueuse intestinale sous forme d'une membrane épaisse, plissée, couverte de végétations innombrables ; dans son ensemble, la muqueuse hypertrophiée atteint 2 cm. à 2 cm. 5 d'épaisseur.

Cette hypertrophie cesse brusquement aux deux orifices d'entrée et de sortie pour se continuer par une muqueuse d'aspect normal.

La section a porté très près des orifices, aussi bien à

l'entrée qu'à la sortie. En somme, la lésion se présente avec le type de l'adénome en nappe de l'intestin rappelant les productions hyperplasiques qu'on trouve quelquefois sur la surface de l'estomac.

Surface péritonéale : Il n'y a pas de masse ganglionnaire apparente à l'œil nu.

Microscopiquement : La majeure partie de la coupe est bien constituée comme le faisait prévoir son aspect, par un véritable adénome en nappe. La muqueuse, en effet, offre un développement énorme de glandes intestinales hypertrophiées avec des cellules caliciformes ordonnées, limites glandulaires précises; un en mot, aspect d'hyperplasie simple, adénomateuse. En certains points, et surtout au voisinage de la fistule, l'aspect histologique se modifie. L'épithélium glandulaire perd son aspect intestinal typique, les cellules caliciformes disparaissent, les glandes se développent sous forme de tubes irréguliers, plissés et enchevêtrés. Ils franchissent la limite de la musculaire muqueuse et on les retrouve sous forme de bourgeons cancéreux jusqu'entre les deux couches musculaires longitudinale et circulaire. En pleine couche musculaire existent des tubes d'épithélium cylindrique avec des lumières, qui indiquent la nature cancéreuse de la production. Le péritoine est très épaissi en une lame fibreuse conjonctive qui atteint près de 1 cm. d'épaisseur par places. On ne trouve pas de bourgeons cancéreux dans l'épaisseur de ces plans de tissu péritonéal épaissi, du moins sur les coupes qui ont été faites.

Une coupe faite dans la graisse périphérique, montre la présence de ganglions qui n'offrent aucune trace de cancer.

Cette observation rentre dans le cadre de ces complications péri-néoplasiques dont nous avons dit quelques mots. L'allure clinique est habituellement la suivante : Insidiosité du processus suppuratif, qui prend les allures d'une collection presque froide, - subaiguë.

Ouverture spontanée à la peau, et évolution en trois temps.

1° Evacuation de l'abcès et écoulement, pendant quelque temps, de pus, sans matières fécales.

2° Apparition secondaire des matières fécales et transformation progressive de la fistule purulente en fistule stercorale qui, peu à peu, prend les allures de l'anus contre nature.

3° Apparition des bourgeons néoplasiques.

Dans le cas présent, nul doute que cette troisième phase se fut produite après les deux autres, à bref délai. La présence des ganglions volumineux rend vraisemblable l'hypothèse de Tuffier qui considère l'origine des accidents comme due à un adéno-phlegmon de voisinage ouvert primitivement à la peau (phase abcès) secondairement dans l'intestin (phase anus), ce qui ouvrirait la voie à la cancérisation tardive du trajet et l'issue au dehors des bourgeons néoplasiques.

<h3 style="text-align:center">Observation IV</h3>

Cancer de l'anse sigmoïde. Ablation en trois temps. Guérison.

D..., instituteur, 52 ans 1/2.

Rien d'intéressant au point de vue héréditaire ou personnel jusqu'il y a dix ans.

Le malade qui avait été jusqu'alors bien portant fut pris

durant l'hiver de douleurs abdominales. Elles se manifestaient sous forme de coliques violentes débutant à la région épigastrique; éclairs douloureux, rapides et très vifs; puis crampes, barrures transversales, qui obligeaient le malade à se coucher et à se tenir replié.

Ces crises de coliques se terminaient habituellement par une diarrhée glaireuse très abondante. Le malade n'a jamais remarqué qu'elle contînt du sang.

Cela se produisait principalement le lundi ou le dimanche soir, lorsqu'il avait pris un repas copieux.

De ce jour, date un amaigrissement progressif qui sera intense puisque le malade, qui était très robuste (92 kg.), pèsera dans la suite 50 kg.

Les forces et l'appétit diminuèrent.

Cet état s'améliora cependant à la suite de l'institution du régime lacto-végétarien.

Pendant huit ans, le malade jouit d'une santé relativement bonne. Il ne souffrait plus, sauf de quelques coliques, après un repas un peu plus copieux que d'habitude. Les selles étaient régulières. Seul, l'amaigrissement persistait. Il y a cinq ans, à la suite d'une de ces petites crises douloureuses, selle diarrhéique très abondante qui frappa le malade par son aspect « cela ressemblait à de la raclure de boyaux; il y avait de nombreux caillots noirs; l'odeur était très fétide. »

En août 1911, l'état s'aggrave, les forces ont beaucoup baissé. Il s'est installé une diarrhée constante. Deux ou trois fois par jour, le malade évacue des selles glaireuses dans lesquelles apparaissent fréquemment du sang et de la « raclure de boyaux ». Cette diarrhée est précédée de borborygmes très violents et de coliques.

A aucun moment jusqu'alors le malade n'a présenté de constipation. Tous les troubles se résument en amaigrissement, borborygmes, diarrhée. Le malade, qui pesait 92 kilos, en pèse 50. La constipation survient, faisant suite à la

diarrhée qui disparaît ; elle s'accompagne de coliques violentes et de ballonnements du ventre. Seuls, les purgatifs
en viennent à bout. On obtient alors quelques selles glaireuses. En mai, vomissements alimentaires et liquides.
L'examen pratiqué à ce moment montre qu'il existe une
sonorité au niveau de l'abdomen.

La palpation montre la présence d'une grosse masse dans
la fosse iliaque gauche, immobile, allongée, douloureuse.

Intervention le 6 juin. Sous-chloroforme. — Laparotomie
médiane sous-ombilicale remontant jusqu'à l'ombilic.
Elle permet de constater la présence d'une tumeur siégeant
au niveau de l'anse sigmoïde. Son volume est celui d'un
poing. Elle se mobilise, mais insuffisamment pour être
extériorisée par la plaie médiane. Sur celle-ci on branche
une autre incision perpendiculaire, qui sectionne le grand
droit gauche. On peut aborder alors directement la tumeur,
qui est très adhérente, très volumineuse, irrégulière à sa
surface, dénudée et présentant une teinte violacée, sa libération nécessite l'ablation avec la tumeur de la plus grande
partie du péritoine de la fosse iliaque gauche. Libérée,
elle est attirée hors de l'abdomen, avec une bonne épaisseur
de côlon sain de chaque côté.

Trois points à la soie fixent alors bilatéralement les
deux anses afférente et efférente, et un surjet à la soie fixe
la périphérie du pédicule ainsi créé au péritoine, isolant la
grande cavité péritonéale.

On referme la paroi abdominale au niveau de l'incision
verticale à la soie et au catgut.

L'anse afférente est d'un calibre supérieur à l'anse
efférente. Celle-ci est d'un volume d'un tiers moindre. Leur
épaisseur est la même.

On n'a pas constaté la présence de ganglions.

Suites : Le lendemain, le malade est en bon état. Pouls :
92, température : 37°8. La langue est un peu sèche, mais

l'abdomen est souple, le pouls est bien frappé. Le malade a uriné. Pas de vomissements.

Le surlendemain, le pansement enlevé, la tumeur est légèrement violacée et odorante. On procède alors, sans anesthésie à son ablation, par section au thermocautère.

Saignement abondant au niveau du méso arrêté par ligature ; trois évacuations abondantes dans la journée ; suites normales.

L'alimentation reprend progressivement, l'état général s'améliore, l'anus fonctionne régulièrement. Le malade quitte la maison de santé en bonne voie de guérison, porteur de son anus.

Examen anatomo-pathologique (dû à M. le professeur Curtis).— La pièce en totalité a les dimensions suivantes : Longueur 18 cm., largeur étalée 7 cm. 1/2 à la partie supérieure, 6 cm. à la partie inférieure. La section a porté à 4 cm. au-dessus du point supérieur du néoplasme, et 7 cm. au-dessous de son extrémité inférieure. Celui-ci mesure 7 cm. de long.

Il se présente sous forme d'une énorme masse en choufleur formé de grosses végétations de la dimension de la pulpe de l'index ; d'autres plus fines sont des villosités de 3 mm. de diamètre. On ne trouve pas d'ulcérations de la muqueuse au-dessus du néoplasme. Au contraire, il en existe une à sa partie inférieure, qui mesure 1 cm. de long et 1 cm. 5 de large.

Toute la masse qui fait saillie d'environ 2 cm. à la surface de la muqueuse, est déprimée en long par deux canelures, qui forment comme un trajet à la surface du néoplasme.

Face péritonéale : Gros bourrelet péritonéal dans lequel s'est faite une suffusion hémorragique.

Il existe une série d'appendices graisseux dont quelques-uns sont infiltrés de sang.

On ne trouve pas, microscopiquement, de masse ganglionnaire à la surface péritonéale.

Microscopiquement : Ce cancer offre le type du grand adéno-carcinome formé de tubes épithéliaux enchevêtrés, tapissés d'un épithélium cylindrique. Les tubes laissent entre eux de fines trouées conjonctives. Toutes les parois intestinales sont envahies et ont même disparu. Il ne reste sous la base de la tumeur que le péritoine énormément épaissi doublé d'une couche de tissu adipeux. Les coupes faites sur la masse péritonéale adhérente à l'intestin montrent qu'elle est formée uniquement de tissu conjonctif adipeux infiltré par des hémorragies interstitielles. On n'y rencontre pas trace de prolifération cancéreuse.

Le cancer paraît s'étendre jusqu'au niveau du péritoine sans le franchir.

Le malade revient au mois de février suivant pour la fermeture de cet anus.

Après anesthésie locale par infiltration, on thermocautérise le trajet qu'on obstrue avec une mèche; l'incision l'encercle, et on le ferme à l'aide de deux pinces de KOCHER. L'anse adhérente est isolée, portant les tissus constituant le trajet fistuleux. On résèque celui-ci et on referme la brèche ainsi faite par deux plans de suture transversaux; un plan prenant toutes les tuniques, un plan d'enfouissement séro-séreux. Drainage et fermeture de la peau.

Le lendemain, gaz par l'anus naturel.

Le surlendemain, on enlève le drain.

Selle normale au quatrième jour.

Douze jours après, le malade sort guéri.

Juillet 1913. Nous venons d'avoir de ses nouvelles.

Le malade nous dit avoir grossi.

Il fournit de longues marches et travaille dans son jardin sans éprouver la moindre douleur ni la moindre fatigue.

Depuis son opération, il va à la selle tous les matins, régulièrement, selle moulée, sans coliques.

La palpation du ventre n'est nullement douloureuse; le ventre n'a jamais été ballonné.

Le malade n'a jamais rien observé d'anormal dans ses selles. « Si je n'étais pas toujours hanté par la crainte que le vilain mal qui a failli m'enlever ne reparaisse, nous écrit-il, je m'estimerais parfaitement heureux. »

OBSERVATION V

Cancer de l'anse sigmoïde. Ablation en trois temps. Guérison.

V..., Jacques, 32 ans. Mineur.

Mère morte tuberculeuse. Un frère est atteint d'ostéite bacillaire d'un des os de la jambe. Aucun antécédent personnel morbide. Au début de janvier 1912, le malade dont l'attention n'avait jamais été attirée du côté du ventre, fut pris brusquement de phénomènes d'occlusion intestinale aiguë, caractérisée par une douleur brusque dans la fosse iliaque gauche, des vomissements, un arrêt complet des gaz et des matières. Au bout de cinq jours, spontanément des gaz se produisirent, les matières liquides passèrent, mais en petite quantité.

Cependant, le malade souffre encore de coliques assez violentes, le ventre reste très ballonné et dur, il y a des nausées fréquentes et des vomissements. Intolérance gastrique intermittente.

Cet état dura un mois après lequel progressivement, tous les phénomènes s'amendèrent. Pendant le mois de février, le malade put reprendre son travail. Il ne souffrait presque plus, mais la constipation persistait ; les selles étaient rares et rubanées, et le malade avait de fréquents besoins d'aller à la selle sans résultat. Il émettait fréquemment des selles glaireuses et souffrait d'épreintes.

Le 3 mars, nouvelle crise d'occlusion aiguë, absolument analogue à la première. Cette crise, comme la première, cède spontanément et le malade se rétablit et reprend son travail.

Cependant, l'état s'est aggravé. A l'occlusion aiguë a fait suite l'occlusion chronique. La constipation est constante, difficilement vaincue par les purgatifs à répétition, le ventre se ballonne, l'amaigrissement survient. Cet état l'amène à l'hôpital.

Le 23 juillet. Il est pâle, a maigri (8 kg.), les os de la face sont saillants, le teint est terreux. Le ventre est ballonné et météorisé. Il y a plusieurs jours que le malade n'est allé à la selle; il a vomi, et n'a pas pris de nourriture depuis deux jours. La palpation réveille une douleur profonde dans la fosse iliaque gauche, mais on ne sent aucune masse indurée. Pas de ganglions inguinaux ou lombaires. Toucher rectal négatif.

Examen des urines et du poumon, négatifs.

Intervention le 26 juillet, sous-chloroforme. — Laparotomie médiane sous-ombilicale.

L'exploration gauche fait découvrir un néoplasme en virole s'étendant sur 5 cm. de hauteur, et situé sur la partie supérieure de l'anse sigmoïde. Cette tumeur est immobilisée par des adhérences importantes. En outre, la situation de la tumeur au voisinage de la terminaison du côlon descendant et la brièveté du méso-sigmoïde à ce niveau, fait qu'on ne juge pas pouvoir intervenir par l'incision primitive. Dans ces conditions, après avoir refermé temporairement l'incision médiane, on en pratique une seconde verticale latérale, au niveau de la fosse iliaque gauche, en regard de la tumeur. Par cet orifice on va pratiquer l'extériorisation.

Cette manœuvre ne va pas sans quelques difficultés. Les adhérences sont assez importantes; il faut les détruire, et l'hémostase est difficile à cause de la profondeur de la tumeur.

Il n'y a pas de ganglions perceptibles.

L'extériorisation peut être faite sans ligatures en étages et section du méso-sigmoïde. On isole alors cette anse extériorisée et on la fixe à la paroi par des points séro-séreux (péritoine pariétal à péritoine colique).

On place le tout dans un lit de compresses.

Quatre jours après, le 30 juillet, l'anse extériorisée est sectionnée au thermocautère. L'écoulement de sang est assez abondant en particulier au moment de la section du méso ; l'hémostase exige de nombreuses ligatures.

Un drain est laissé dans le bout colique supérieur, que l'on fixe à la paroi par quelques points, pour éviter sa rétraction secondaire.

Suites : normales. Selles abondantes par l'anus. La plaie médiane, qui a été souillée, suppure, mais se cicatrise rapidement. Le malade sort le 5 septembre, gardant son anus artificiel. L'état général est bien meilleur qu'à l'entrée, les forces reviennent. La tumeur a été égarée.

Le malade revient à l'hôpital deux mois après pour la cure de l'anus.

L'état général s'est considérablement amélioré, il a grossi, il se porte parfaitement bien.

L'anus a diminué. Les matières passent encore, mais la plus grande partie est évacuée par l'anus normal.

La fermeture a lieu sous anesthésie locale. L'extériorisation du segment adhérent étant faite, on résèque les tissus fistuleux et on referme l'intestin par deux plans de suture, mais, par suite de la vascularisation particulièrement marquée de la région, on a quelques difficultés d'hémostase.

Drainage.

Le lendemain, bon état. Gaz.

Le surlendemain, gaz.

Au troisième jour, le malade commence à donner des signes d'occlusion intestinale : météorisme, arrêt des gaz, contractions intestinales vives, violentes et visibles sur la paroi sous forme de saillies globuleuses.

L'examen est négatif, quant à la cause de cette occlusion,

mais cependant met en évidence une tuméfaction mate
occupant la région sus-pubienne.

En présence des symptômes menaçants, d'occlusion, on
fait un anus cæcal qui est suivi d'une débâcle.

Cependant l'état n'est guère meilleur, le pouls reste rapide
115, la face est pâle et anxieuse, lorsque, en faisant le toucher rectal, on constate la présence d'une volumineuse,
tumeur liquide saillant dans le rectum.

L'incision à travers la paroi rectale donne issue à deux
bons litres de sang noir très odorant. Drainage. De suite,
les signes d'occlusion disparaissent.

Ce voyant, on décolle la muqueuse d'avec la paroi au
niveau de l'anus cæcal pour faciliter la fermeture spontanée.
Les jours suivants, les selles passent par le rectum, et l'anus
cæcal se ferme spontanément.

Il s'est donc constitué dans le petit bassin un hématome
volumineux au dépend d'un vaisseau qui aura échappé
à l'hémostase lors de la fermeture de l'anus.

Juillet 1913. Nous avons eu des nouvelles récentes. Il a
repris son travail, a légèrement engraissé, il n'est pas cons-
tipé, n'a pas de diarrhée. Rien d'anormal dans son état.

Observation VI

Cancer de l'angle gauche. Ablation en trois temps. Guérison.

M..., âgé 50 ans. Bien portant jusqu'en 1909.

Vers le mois de décembre de cette année, survient une
constipation qui frappe le malade, dont les fonctions intes
tinales avaient toujours été parfaites.

Le ventre se ballonne légèrement. Cet état s'accentue
et pendant une dizaine de jours, l'obstruction incomplète
s'installe : nausées, vomissements, ballonnement, coliques,
arrêt des matières ; seuls, les gaz passent. Cet état cède à
un purgatif salin. Cependant, dès ce jour, l'état général

décroît, le malade s'amaigrit, sa résistance à la fatigue diminue fortement. En outre, les selles deviennent difficiles, elles sont « en forme de petites languettes » et exigent des efforts de défécation violents et prolongés.

Toutes les dix semaines environ survient une « indigestion ». Pas de melœna.

Le 8 avril 1911. Crise d'occlusion aiguë au cours de laquelle furent essayés en vain tous les moyens médicaux.

Après une perte de temps considérable, le 25 avril, on procède à la confection d'un anus cœcal, sous anesthésie locale, qui amène une évacuation très abondante. Un drain est fixé à l'intestin, pour le siphonage. L'alimentation est reprise progressivement.

Recherche de la cause et du siège de la sténose

Le 26 mai, lavement bismuthé (M. le Dr Dehon), poussé à l'aide d'une sonde introduite à 50 cm. de l'anus. On examine sous l'écran une heure après et on constate la présence du bismuth dans le côlon transverse et le côlon descendant ; entre ces deux portions, le bismuth figure une ombre rétrécie de 3 cm. de long environ.

Le 31 mai, intervention sous-chloroforme. — Laparotomie médiane sus et sous-ombilicale. L'ouverture de l'abdomen montre la présence d'une tumeur volumineuse de l'angle colique gauche, peu mobile.

Pour l'aborder, on branche sur l'incision verticale, une incision horizontale sectionnant le grand droit gauche.

Le décollement des adhérences qui unissent la tumeu aux organes voisins est assez pénible. Cependant isolée, la tumeur peut être extériorisée sans qu'il soit besoin de sectionner le méso.

Surjet séro-séreux (péritoine pariétal, péritoine colique) à la périphérie des anses afférente et efférente accolées.

Deux points au catgut aux deux extrémités, fixent les deux anses à la paroi. Pansement.

Le 8 juin, résection au thermocautère de la tumeur

extériorisée ; sitôt terminée la résection, on accole par des points à la soie les deux surfaces en contact des deux anses accolées.

Suites normales. L'anus fonctionne parfaitement.

Le 2 juillet, on place un entérotome qui tombe spontanément le 11 juillet.

Le 17 juillet, on ferme la fistule stercorale à l'anesthésie locale. Pas de drainage. Gaz par le rectum le 19, et selle le 21.

Le 29 juillet on ouvre un petit abcès sous-cutané.

L'anus cæcal qui s'était tari, laisse échapper quelques matières liquides. Un lavement pratiqué deux jours de suite fait évacuer la totalité des matières par l'anus rectal et dès lors, il y a une selle régulière quotidienne. Cependant, comme l'anus cæcal donne toujours un peu, on le ferme le 25 avril.

Juillet 1913 : Depuis l'intervention, le malade a eu tous les matins une selle. Il a grossi, a bon appétit. Son ventre est très souple, et la palpation profonde ne montre rien d'anormal.

Examen anatomo-pathologique (M. le Pr CURTIS). — La longueur totale de la pièce est de 15 cm. Le bout supérieur étalé mesure 15 cm. Le bout inférieur, 9 cm.

La tumeur a une hauteur de 3 à 4 cm.

Elle ne présente pas le type du grand cancer bourgeonnant ; il existe près de l'extrémité supérieure, quelques mamelons de la muqueuse de la grosseur d'un haricot, auxquels fait suite un conduit rétréci, n'ayant pas plus de 8 mm. à 1 cm. de diamètre sur 3 cm. de long.

Sur ce trajet rétréci, la muqueuse est bosselée de petits nodules de la taille d'un pois.

Le trajet se termine en bas par un bourrelet de la muqueuse auquel fait suite une muqueuse normale.

Pas d'ulcération visible.

Sur la face péritonéale, pas de masse ganglionnaire visible. Les parois intestinales sont très épaissies et mesurent de 10 à 15 mm. d'épaisseur surtout au niveau du trajet rétréci de la tumeur.

La section a porté à 7 cm. au-dessus de la tumeur.

La section a porté à 5 cm. 5 au-dessous.

Examen microscopique. — Forme squirrheuse. Stroma conjonctif très abondant dans lequel les tubes épithéliaux revêtus d'épithélium cylindrique s'étendent dans toutes les directions. On retrouve des formations épithéliales jusqu'au niveau du péritoine. On en voit nettement entre les petits lobes adipeux du tissu sous-péritonéal.

Une coupe faite sous la graisse sous-péritonéale montre qu'il n'y a pas en cet endroit de prolifération cancéreuse.

Pas de ganglions cancéreux.

COLECTOMIES EN UN TEMPS

OBSERVATION VII

Cancer du côlon transverse, colectomie en un temps. — Mort.

M... Henri, 31 ans, ajusteur.

Père mort tuberculeux. Mère morte de néoplasme de l'utérus à 43 ans. Un frère et une sœur sont morts tuberculeux. Le malade a eu deux enfants dont un est mort de méningite tuberculeuse à 8 mois. Le malade tousse depuis deux ans (sommet droit douteux). Il y a un an et demie, le malade souffrit de douleurs irradiées dont le centre était environ à deux travers de doigts au-dessus de l'ombilic et un peu sur la droite. Ces douleurs étaient continues et accompagnées de coliques fréquentes, sous forme de barre transversale. Des purgations fréquentes n'amenèrent aucune amélioration. Ces douleurs s'accompagnèrent bientôt d'envies de vomir sans que le vomissement survînt jamais.

Au cours de ces crises, il remarqua de lui-même que son teint était très jaune. La constipation devint plus marquée et les envies d'aller à la selle se firent plus fréquentes, et le plus souvent sans résultat. Le diagnostic posé ayant été rein mobile, il rentre dans le service des voies urinaires où à la suite d'un examen on conclut à une affection intestinale et d'où on l'envoie en chirurgie.

Malade pâle, mais non amaigri.

Ventre non ballonné, non volumineux, non douloureux. On aperçoit à deux travers et demi de doigts au-dessus de l'ombilic, et à deux travers à droite de la ligne blanche, une grosse tuméfaction de la taille d'un petit poing, faisant saillir la peau.

Elle est imparfaitement lisse, un peu bosselée, dure, mais son caractère le plus frappant est la mobilité ; on la promène à volonté de droite à gauche et de haut en bas. Le ventre est sonore tout autour, submat à son niveau. L'examen de l'estomac montre que celui-ci, à jeun, clapote et que son fond est situé à un travers de main au-dessous de l'ombilic.

L'examen des urines ne décèle aucun élément anormal : 26 gr. d'urée en vingt-quatre heures, 10 gr. de chlorure.

Un premier examen radioscopique après un repas bismuthé montre un estomac très descendu, et une zone claire au niveau du pylore et du duodénum.

Examen du sang. — Hématies normales : 3.200.000
Leucocytes 16.300 (en dehors des périodes digestives).
Hémoglobine (FLEICH) 56 %.

Examen des selles. (Après régime végétarien).
WEBER très positif.

Durée de la traversée digestive : apparition du carmin dans les selles vingt-quatre heures après ingestion.

On insuffle alors le côlon à l'aide de la poire de thermocautère et d'une longue sonde en gomme. Cette manœuvre est très douloureuse. La tumeur disparaît complètement à la vue et à la palpation, la sonorité est générale, pas de matité en aucun point.

Absorption d'un lait de bismuth contenant 120 de carbonate de bismuth.

Lavement bismuthé à la sonde contenant 120 de carbonate de bismuth.

Le lavement passe avec une certaine difficulté et provoque de la douleur. Sous l'écran on constate la présence de bismuth dans l'estomac dont le fond descend à un travers de main au-dessous de l'ombilic. Tout le lavement bismuthé est passé dans le cæcum. Il manifeste sa présence sous la forme d'une large tache noire siégeant dans la fosse iliaque droite.

Examen vingt-quatre heures après.

Il reste du repas bismuthé dans l'estomac.

On constate la présence d'une bande opaque dont la disposition générale rappelle l'M majuscule, c'est-à-dire une bande verticale à droite, une bande horizontale étroite mais dont le milieu est situé beaucoup plus bas que les extrémités affleurant le pubis (en aucun point la tache bismuthée n'est interrompue, en aucun point elle n'est plus étroite), une bande située à gauche beaucoup plus courte que la bande parallèle située à droite.

Intervention. Ether. Laparotomie médiane sous-ombilicale.

On tombe sur une tumeur du côlon transverse. Elle a le volume d'un poing. Elle ne présente pas d'adhérences avec les organes voisins, sa consistance est dure, irrégulière; elle est bosselée.

Elle siège sur un côlon anormalement long et ptosé. En outre, le méso-côlon est très long, ce qui explique la mobilité de la tumeur. L'estomac est dilaté, mais le pylore est sain extérieurement.

Le côlon n'est pas augmenté de volume en amont, pas diminué en aval.

Le calibre des bouts afférent et efférent est égal. En outre, le bout afférent n'est pas hypertrophié. Les tuniques sont mobiles les unes sur les autres, non infiltrées.

Il n'y a pas d'autres ganglions que deux petits de la taille d'un gros pois situés à proximité de la tumeur et qui sont enlevés très facilement.

En présence de ces conditions exceptionnelles :

Du fait de l'absence d'obstruction ou d'occlusion ;

Du fait de la mobilité très grande de la tumeur ;

De l'absence d'adhérences ;

Du bon état anatomique des bouts afférent et efférent et de leur égalité de volume, etc.,

On se trouve dans les conditions qui autorisent l'exérèse en un temps.

Après avoir vidé par expression les deux bouts coliques, on place à 10 cm. des extrémités de la tumeur, deux pinces à coprostase. Puis l'anse étant extériorisée et parfaitement protégée, l'intervention se poursuit de la façon suivante :

Section à 8 cm. des extrémités de la tumeur entre deux pinces.

Section du méso-côlon en coin. Cette manœuvre donne quelques ennuis d'hémostase. Il faudra poursuivre sur un ou deux centimètres un vaisseau qui donne et qui forme un hématome entre les deux feuillets du méso.

Ceci fait, on procède au rétablissement de la continuité de l'intestin par anastomose colo-colique termino-terminale.

Premier surjet de points perforants.

Second surjet séro-séreux d'enfouissement. Troisième surjet séro-séreux de sûreté.

Au cours de ces manœuvres on a constaté le bon état et l'épaisseur égale des tuniques des deux bouts coliques.

La présence de bismuth aux deux extrémités sectionnées prouve que la perméabilité du segment portant la tumeur était parfaite. On retrouvera du reste, du bismuth au niveau de la tumeur elle-même.

La suture terminée, sa perméabilité est démontrée par ce fait que les gaz d'éther ingérés passent spontanément sous les yeux d'un bout dans l'autre. Ceci fait, on place un drain au contact de la tumeur qu'on encapuchonne du grand épiploon et on ferme la paroi en trois plans.

Dans la soirée, l'état est satisfaisant : 37°,7. Pouls 95. Le lendemain, le malade est un peu pâle et souffre du ventre, celui-ci est un peu douloureux et tendu, température 37°8, pouls 92.

Le surlendemain on défait le pansement. Celui-ci est taché au niveau du drain d'un peu de sérosité, déjà sèche. Le ventre est dépressible. On enlève le drain. La pression du ventre au pourtour de l'orifice ne fait sourdre aucun liquide. Pansement iodé.

Le troisième jour, l'aspect est changé. Le malade a le teint terreux, il est couvert de sueurs froides, les extrémités sont froides et humides. Il présente tout à fait l'aspect d'un malade en pleine péritonite. Pouls 115, petit, mal frappé, température 37°.3. Le ventre est très tendu, très ballonné, douloureux. On ouvre le pansement, et sans anesthésie aucune, on fait sauter les sutures ; par l'orifice ainsi créé s'échappe un flot de pus jaunâtre et très odorant. On glisse trois gros drains, un vers le pubis, un vers le flanc droit, l'autre vers le flanc gauche ; position assise, injection de sérum, huile camphrée, strychnine, adrénaline, etc....

Le soir même, la famille du malade le reprend et le transporte en voiture à son domicile où il meurt le lendemain.

L'autopsie n'a pu être faite.

Examen analomo-pathologique (dû à M. le Pr CURTIS). — La pièce mesure une longueur totale de 18 cm. Elle est

légèrement incurvée en angle à sommet inférieur, le néoplasme formant le sommet de l'angle. Son extrémité
supérieure étalée, mesure 5 cm. 1/2 de large, l'inférieure
4 m. 1/2. La muqueuse au-dessus du néoplasme n'est pas
ulcérée, au-dessous, pas davantage. La surface de la muqueuse est mobile et forme des plis normaux. Le néoplasme
lui-même occupe une longueur de 7 cm. au moins. A ce
niveau, l'intestin ouvert et étalé mesure 15,5 cm. à 8 cm.
de large. La tumeur se présente sous forme d'un champi-
gnon de 5 à 6 cm. de long, couvert de mamelons irréguliers
et occupant toute une face de l'intestin. Ces mamelons
continuent sur une partie de la face opposée et offrent en ce
point une profonde ulcération cratériforme qui s'enfonce
au milieu des tissus néoplasiques. La tumeur occupe les
deux tiers de la circonférence de l'intestin.

Du côté péritonéal on trouve l'épiploon souple avec des
franges adipeuses et sans traces apparentes d'infiltration.
On ne rencontre aucune masse ganglionnaire dans les feuillets épiploïques au contact même de l'intestin, le péritoine
est épaissi et les franges adipeuses sont soudées à l'intestin, mais là encore, au palper, on ne sent pas de masse
indurée, saillante.

Tout ce que l'on constate, c'est, au niveau de la surface
envahie par le néoplasme, un épaississement du péritoine
qui forme gâteau saillant.

Microscopiquement. Coupe à travers le néoplasme. La
coupe est constituée sur le type d'un adéno-carcinome
glandulaire. Toutes les parois intestinales sont envahies
et méconnaissables. Les tubes glandulaires dilatés, hérissés
de papilles intriquées les unes dans les autres sont régulièrement tapissés d'épithélium cylindrique.

Les cavités épithéliales du cancer sont remplies de matières
muqueuses. Le bourgeonnement épithélial s'étend jusqu'au
contact du péritoine. Les tuniques musculaires sont disso-

ciées et absentes en plusieurs points. On trouve des végétations épithéliales cancéreuses en contact avec la graisse sous péritonéale.

Le tissu péritonéal tout entier est fibreux et considérablement hypertrophié. Pour s'assurer de l'absence de ganglions sur la face péritonéale, on coupe une tranche comprenant la graisse et allant jusqu'aux parois intestinales.

On trouve des masses blanchâtres disséminées dans le tissu adipeux qui, à la coupe, sont des ganglions. Ceux-ci ne sont pas cancéreux, mais inflammatoires.

La longueur d'intestin sain joint à la tumeur est 6 cm. au-dessus, 8 cm. au-dessous.

Cette observation est intéressante à divers points de vue. Tout d'abord, l'extrême mobilité est une exception au cours de ces tumeurs coliques.

L'insufflation eut porté à croire qu'il fallait éliminer l'hypothèse d'une tumeur colique. Il est assez difficile d'expliquer cette disparition de la tumeur du champ d'examen. Peut être résulte-t-elle de la longueur et de la ptose colique. Les anses afférente et efférente s'étant dilatées, allongées et repliées, alors que l'anse portant la tumeur conservait son calibre, se seront interposées entre la paroi et cette dernière.

Les renseignements donnés par la radioscopie après lavement bismuthé n'ont pas été de grande valeur. La rapidité avec laquelle le lavement atteignit le cæcum, n'était pas en faveur d'une sténose colique. Seule, la dilatation du cæcum était à retenir.

L'erreur de diagnostic, on eût dû la commettre si on s'était tenu aux renseignements fournis par l'ingestion du lait bismuthé. La régularité et la continuité de l'ombre colique transverse devait faire écarter l'idée d'une sténose.

Enfin l'insuccès, la mort au quatrième jour de péritonite purulente généralisée; insuccès pénible, car opéré par la méthode en trois temps, ce malade eut très probablement guéri.

A quelles raisons faut-il l'attribuer ?

L'opération fut relativement courte; quarante-cinq minutes. Elle fut sans incident d'aucune sorte, en aucun moment on ne put croire que la cavité abdominale fût souillée; les sutures furent faites en tissus sains et un troisième surjet séro-séreux en assura l'étanchéité.

La continuité du tube intestinal fut rétablie immédiatement.

L'opération fut menée loin du ventre, sur un intestin à long méso et parfaitement mobile. En outre, il s'agissait d'un malade jeune, en apparence encore résistant, non amaigri et dont la maladie remontait à peu de temps.

Peut-être avons-nous cessé le drainage un peu tôt; mais la lecture des observations d'interventions semblables, terminées par des succès, nous autorisait à le faire, et à ce moment rien au niveau de la paroi n'indiquait que la présence du drain eût encore quelque utilité. D'ailleurs, il est douteux qu'il eût pu influencer la rapidité et l'extension de l'infection péritonéale.

Il est regrettable qu'on n'ait pu faire l'autopsie qui nous eût donné le point de départ et la cause de cet accident.

Cependant, si minime fut-elle, l'infection primitive ne trouva aucune résistance de la part du malade.

De par ses antécédents et de par la présence d'une tuberculose pulmonaire au début, d'une anémie globulaire (3.200.000 globules) et hémoglobinique (52 %), le malade était en état de moindre résistance et c'est dans la présence de cette anémie qu'on eût pu trouver les contre-indications à une intervention en un temps.

Nous avons montré par les citations rapportées au début de ce travail, quelle transformation radicale s'était faite en un temps très court dans la conception de l'exérèse des tumeurs coliques. Nous avons vu que, après avoir considéré comme meurtrière l'ablation en un temps, et conseillé dans tous les cas les procédés en plusieurs temps, les chirurgiens en étaient venus à considérer comme plus favorable la résection primitive. Depuis ce jour, ont été publiées des statistiques importantes et qui paraissent, sous certaines réserves, justifier pleinement ces tendances nouvelles.

LITLEWOOD (1903) publie 14 cas avec 10 guérisons ; c'est-à-dire : 1 cas de cancer du cæcum. . guérison.

        1 cas de cancer sigmoïde . . guérison.

        7 cas de cancers du côlon, avec 4 guérisons et 3 morts.

BILTON POLLARD (1904). 6 colectomies, 6 guérisons.

MORTON (1904). . . 2 colectomies en un temps, 2 guérisons.

PAUCHET (1905). . . 6 colectomies en 1 temps, 6 guérisons.

BARKÈS (1906) . . . 7 colectomies en 1 temps pour cancer, 7 guérisons.

Résultats du congrès de Chemnitz (1911).

MICKULICZ . . . En un temps, 21 cas, 9 morts, soit 42%.
— En deux temps, 16 cas, 2 morts, soit 12%.
HOCHENEGG. . 20 cas, avec 8 morts, soit 40 %.
ROTHER . . . 25 cas en un temps, avec 55 % de mor-
talité.

Cette statistique est peu favorable aux interventions en un temps. REICHEL (1911), qui commente ce résultat, leur oppose des résultats personnels très différents.

Il a fait 18 résections, deux en deux temps, 16 en un temps. Parmi celles-ci : 7 cancers du cæcum ou côlon ascendant; 2 cancers du côlon transverse; 7 cancers de l'S iliaque. Mortalité : 1 mort opératoire (cancer du côlon transverse). Si nous ne tenons pas compte des cancers du cæcum et de l'ascendant qui ont leur chirurgie à part et leurs résultats bien particuliers, restent :

9 résections en un temps avec 1 mort.

Les cancers sigmoïdiens sont traités de la façon suivante :

soit anastomose termino-terminale;

soit résection et transplantation de l'iléon dans le segment terminal de l'intestin).

Nous avons réuni dans le tableau suivant les cas parus depuis 1909.

REICHEL. — 2 côlons transverses — anastomose t. t.
7 côlons S iliaques   5 anastomoses t. t.
2 iléo-sigmoïdostomies
8 *guérisons*, 1 mort.

Pozzi et Bender 1 (angle droit) anastomose lat. lat.
1 *guérison.*

Bonney : Cancer côl. transv. avec tum. col. descend. fistule ; côl. tran., côl. desc. } Résection col. t. et suture bout à bout et résection côl. desc. et suture bout à bout. *Guérison.*

Cancer S iliaque adhérent à vessie et intestin. } Libération, résection anast. t. t. *Guérison.*

Cancer S iliaque adhérent. } Résection et anastomose t. t. *Guérison.*

Epiploon adhérent au ligament large droit. Pendant la libération, irruption de matières fécales. Masse cancéreuse de l'S iliaque prolabée et adhérente au rectum.

Résection S iliaque et rectum suture t. t. *Guérison.*

Hartwel. — S iliaque. Résection anastomose t. t. *Guérison.*

Proust, Wolfromm, Bender. Côlon transverse. Résection anast. lat. lat. *Guérison.*

Lenormant et Heitz-Boyer. — Cancer angle droit. Résection anast. iléo-colique. *Guérison.*

Viannay. — 4 cancers en 2 temps, 2 morts ; 5 cas en 1 temps. 5 *Guérisons.*

Dobrowalski. — S iliaque et angle droit ; résection, anastomose bout à bout. 2 *Guérisons.*

Adler. — Côlon transverse. Résection anastomose (cæco-sigmoïd.). *Guérison.*

Wunderlich. — Côlon transverse. Résection anast. cæco-sigmoïd. *Guérison.*

Haussmann. — Côlon transverse. Résect. anast. cæco-sigm. *Guérison.*

Abbe. — 4 cas. Résection anastomose lat. lat. *4 guérisons*

Peck. — 1 angle gauche, résect. anast. col. trans. — côlon iliaque. *Guérison.*

Burke. — Angle droit. Résect. anast. iléo-sigmoïde. *Guérison.*

Von Haberer 3 côlons ascend.
               5 côlons transv. Résection anast. lat. lat.
               1 angle hépatique
               1 angle splénique   *12 guérisons.*
               2 anses sigmoïdes

Waldenstrom. — 43 cas, 27 guérisons, 16 morts.

Denk (Von Eiselsberg). — 13 colectom. en un temps 9 morts.

Mayo. — Côlon transverse, 7; 1 mort.

Côlon descendant et S iliaque, 30 cas, 4 morts.

Lambret. — 1 col. transv. anast. t. t. Mort.

Soit 157 cas, avec 34 morts.

Ce qui donne une mortalité globale de 21 %.

(Nous n'avons pas compris dans ces cas les cancers du cæcum et du côlon ascendant.)

Cette proportion de 79 % de guérisons mérite attention. Les statistiques, il est vrai, sont pleines d'embûches et c'est faire preuve de la plus élémentaire circonspection que de les tenir dès l'abord comme suspectes. Il est à remarquer qu'à l'aurore d'une chirurgie nouvelle pleine de promesses, les cas favorables soient publiés à coup sûr, alors que les échecs restent dans l'ombre.

Cette prudence est de mise lorsqu'il s'agit de cas disparates et surtout de cas isolés. Rien n'a autant de poids, pour apprécier la valeur d'un procédé opératoire, qu'un faisceau d'observations personnelles où tous les cas heureux ou malheureux sont relatés. Or la statistique particulière de MICKULICZ (1911) comporte 9 morts sur 21 cas, soit 42 % de décès.

Celle de ROTHER :

25 cas avec 55 % de décès.

Les résultats de VIANNAY (5 cas, 5 guérisons), VON HABERER (12 cas, 12 guérisons), MAYO (37 cas, 32 guérisons), REICHEL (9 cas, 8 guérisons), comportent en revanche une grosse majorité de succès. Les résultats brillants peuvent tenir à différentes causes. A un perfectionnement de la technique opératoire. Celle-ci ne présente rien de particulièrement frappant. Les manœuvres d'extériorisation, de résection après coprostase et de suture sont les manœuvres habituelles. Les uns utilisent de préférence l'anastomose bout à bout, d'autres l'emploient à l'exclusion de tout autre (MORTON) et lui attribuent des vertus particulières. Il est vrai que BAKÈS la rejette complètement pour utiliser l'anastomose latéro-latérale, et PETERMANN déclare : « La suture termino-terminale est à rejeter à cause de sa gravité, 50 % de mortalité ; au contraire, l'anastomose latéro-latérale a donné une mortalité presque nulle .» Les uns, comme BAKER-POLLARD, lavent à grandes eaux la cavité abdominale, les autres accusent ces irrigations de porter à distance l'infection possible des sutures.

Les uns ne veulent pas du drainage, l'accusant de provoquer des fistules intestinales. Il est remarquable

en effet que dans la plupart des interventions où le
drainage fut institué, on vit se produire une petite
fistule stercorale, sans qu'on puisse en tirer des conclusions de cause à effet. Le reproche d'éventration
ne subsiste que pour les drainages larges à la Mickulicz et non le drainage par un drain autour duquel la
paroi est solidement reconstituée. Les autres, par prudence, ils constituent la majorité, drainent pendant
deux ou trois jours.

Mais ce qui est le plus frappant, c'est que les malades
qui ont fourni ces belles statistiques opératoires se
trouvaient dans un état général et local particulièrement favorable.

Les statistiques portant sur une quinzaine d'années,
comme Petermann, indiquent que sur 115 cas de
tumeurs coliques :

47 furent vus en occlusion aiguë;

57 furent reconnus inopérables.

Woldenstrom, sur 77 cas, rapporte qu'un tiers
furent opérés en occlusion.

Ansimoff : sur 81 cas, 52 malades avaient eu des
phénomènes d'occlusion.

Or les chirurgiens qui sont partisans de l'ablation
en un temps insistent tous sur le danger qu'il y a à
opérer par ce procédé les malades non seulement en
occlusion aiguë, mais encore en état d'occlusion chronique.

La plupart d'entre eux considèrent comme étant
dans de très mauvaises conditions pour subir une colec-

tomie primitive, les malades ayant présenté au cours de l'évolution de leur maladie, soit de l'occlusion aiguë, soit même de l'occlusion chronique (MAYO).

Il faut rejeter non seulement les occlus, mais les obstrués récents ou anciens, les intoxiqués chroniques, les anémiés (obs. VII). Or il faut savoir que l'obstruction peut apparaître de longues années après le début du néoplasme, et que la vie active est compatible avec la présence d'un cancer colique. L'observation IV, entre un grand nombre d'autres, est à ce point de vue très instructive. On y verra que le malade a pu attendre dix ans avant d'avoir recours au traitement chirurgical, et que durant l'évolution de son néoplasme, il y eut une période d'accalmie des symptômes de huit années, pendant lesquelles aucune autre raison qu'un amaigrissement progressif et continu n'attirait son attention. C'est dans le domaine des anémiés, des amaigris, des intestinaux, sans cause grossière, que se recruteront, grâce surtout à la laparotomie exploratrice, les malades justiciables de cette chirurgie.

EN RÉSUMÉ

Nos préférences vont très nettement aux colectomies en plusieurs temps et parmi celles-ci aux opérations en trois temps avec extériorisation.

Quels sont en effet les avantages de la colectomie en un temps.

Elle comporte une seule opération.

La guérison est rapide dans les cas favorables.

Elle est propre,

Mais elle présente des dangers réels.

Dans les mains de chirurgiens expérimentés, elle donne une mortalité considérable (42 % MICKULICZ, 52 % ROTHER).

L'extrême instabilité des statistiques n'est pas en sa faveur.

D'ailleurs, les raisons données par les partisans de la résection en un temps pour expliquer leurs succès ne sont nullement concordantes ; tel procédé qui est préconisé par un chirurgien, est condamné par un autre, mais en revanche, tous sont d'accord pour donner la très grande importance à l'état général du malade ; ce n'est pas tant une question de technique qu'une question de terrain.

: Notre malade de l'observation VII paraissait réunir toutes les conditions requises pour que la résection fut faite en un temps. L'opération fut rapide, aisée, bénigne, il n'y avait pas eu d'occlusion ni d'obstruction, l'intestin était anatomiquement dans le meilleur état requis pour la suture, non épaissi, non dilaté, non ulcéré, bien mobile, et cependant le résultat fut un échec.

Les interventions en plusieurs temps présentent, au contraire, pour de légers défauts, de gros avantages.

Parmi celles-ci nous préférons aux procédés de colectomie après anus cæcal préalable (JABOULAY), les procédés d'extériorisation ; nous en avons donné plus haut les raisons.

Dans l'extériorisation, en aucun moment, il n'y a

de communication de l'intestin avec le péritoine. Toutes les causes d'infection sont écartées.

L'intervention permet, quoi qu'on en ait dit, l'ablation des ganglions (le plus souvent d'ailleurs simplement inflammatoires) et il est facile de réséquer, avec la tumeur, une large portion d'intestin sain. Nos observations en font foi.

La méthode est applicable à tous les cas, que le néoplasme soit mobile ou immobile.

Contrairement à une opinion assez répandue, nous considérons le temps terminal, la fermeture de l'anus comme absolument bénin. C'est donc un argument sans valeur à opposer à la méthode.

Les statistiques sont concordantes et indiquent une faible mortalité (12 à 17 %).

Jusqu'à ce jour, nous sommes autorisés à considérer nos opérés comme exempts de récidive, car celle-ci, lorsqu'elle se produit, est précoce.

La statistique de notre maître, M. le Pr LAMBRET, comporte cinq cas de cancers coliques traités par l'extériorisation, avec quatre succès et un seul décès imputable à une faute de technique; nul doute, d'ailleurs, que cette dernière malade eût guéri si la résection de la masse extériorisée n'eût suivi immédiatement l'extériorisation (opération en 2 temps). L'opération en 3 temps, en permettant la formation d'adhérences péritonéales secondaires, eut transformé cet échec en succès.

A la suite du rapport de M. DEMOULIN à la Société de Chirurgie sur les observations de M. SCHWARTZ (cancers coliques traités par l'extériorisation) M. le professeur Quenu, dans la séance du 2 juillet 1913, fit une importante — communication, que nous allons résumer brièvement.

M. Quenu se base sur 18 observations dont 16 sont personnelles et 2 sont dues à M. Renon (de Niort).

Il insiste tout d'abord sur la nécessité de traiter les malades en occlusion aiguë par le simple anus cæcal.

Cette pratique de l'anus cæcal en occlusion aiguë permit dans les 7 cas rapportés, une atténuation des phénomènes critiques, et une opération curative ultérieure. En dehors de cet état d'occlusion aiguë, les interventions curatives ont porté 5 fois sur des cancers de l'angle splénique, 12 fois sur des néoplasmes de l'S iliaque.

On a pratiqué :

I. — 4 fois l'ablation du cancer en un temps, résection suivie d'entéro-anastomose.

Chacune de ces ablations du néoplasme en un temps avait été précédée de la confection d'un anus cæcal préliminaire, soit de nécessité, au cours d'une occlusion aiguë, soit à temps choisi, un mois environ avant l'exérèse, ce sont donc des *résections du néoplasme en un temps avec anus cæcal préliminaire*. Les résultats opératoires ont été : 2 morts, 2 guérisons, (50 % de mortalité).

II. — 14 fois on a eu recours à l'*extériorisation* (Quenu).

Les cas de cancers adhérents ou bas situés sur l'S iliaque ont été libérés et extériorisés, grâce aux manœuvres de décollement au niveau du fascia rétro-colique (Duval) et de section préalable large du méso contre la paroi abdominale (Hartmann).

M. Quenu, sur 14 cas, a eu recours 7 fois à la *résection tardive du cancer extériorisé* (2 cancers de l'angle splénique, 5 cancers de l'S iliaque).

L'ablation du cancer faite de cette façon n'a donné aucune mortalité.

Sur ces 7 cas, 3 fois la fermeture de l'anus (colique) n'a pas été faite.

Sur les 4 cures d'anus, 1 a été suivie de mort (hémorragies duodénales).

3 se sont passées sans incident.

Sept fois, M. Quenu a procédé immédiatement à la résection de la tumeur extériorisée, en abouchant les deux orifices coliques à la peau, après fermeture du péritoine : *Résection immédiate du cancer extériorisé.*

De ces 7 cas, on doit éliminer d'emblée l'un d'eux : mort du malade d'ictère grave chloroformique.

Des 6 malades, 4 ont subi la résection sans incidents.

Deux sont morts d'infection locale « l'une assez âgée et déjà cachectique résista trois semaines, puis elle succomba à un affaiblissement général. L'autre présenta au sixième jour des accidents d'ileus paralytique, résultant d'une péritonite atténuée prise au contact de la zone opératoire. » « La briéveté du segment inférieur avait rétracté le segment suturé dans la profondeur du pelvis. »

Un autre malade, qui avait subi lors même de l'exérèse (extériorisation et section immédiate) une iléo-sigmoïdostomie simple mourut lors de la transformation de cette anastomose simple en exclusion du côté cæcal. Il n'y a pas à tenir lieu de ce décès, dont la cause est indépendante du procédé habituel.

De ces malades opérés par cure radicale, et ayant survécu à l'intervention, l'un est vivant après 6 ans 1/2.

Un autre depuis 2 ans 1/2.

Un autre depuis 3 ans.

Deux autres sont morts de récidive (4 mois, 16 mois après l'intervention). 1 est mort de métastase hépatique.

De ces récidives, l'une s'est produite après une résection sans extériorisation.

De ces divers résultats, on peut déduire que, si on ne tient pas compte des prétendus risques de la fermeture de l'anus, qui sont les mêmes, qu'on résèque d'emblée la tumeur extériorisée ou qu'on attende la formation d'adhérences :

La résection immédiate de l'anse extériorisée a causé 2 morts sur 6 cas. Il faut rapprocher de ces 2 échecs le décès opératoire dans notre observation II.

La résection secondaire n'a donné que des succès 7 sur 7.

La résection de la tumeur en un temps avec anus préalable (JABOULAY) a donné 2 morts sur 4 cas, soit 50 % de mortalité.

Il est donc logique de conclure en faveur de l'extériorisation avec résection tardive.

Dans tous les cas, M. QUENU, en utilisant le plan de clivage rétrocolique et la section préalable du méso, a pu extérioriser, même dans des cas difficiles, de cancers adhérents (angle splénique).

M. QUENU insiste sur la nécessité de faire une extériorisation large, comprenant le plus de méso-possible. Il y a intérêt, en outre, pour éviter une rétraction exagérée, à ne pas attendre trop longtemps la résection de la tumeur extériorisée.

Quant à la résection du cancer en un temps, M. QUENU la réserve à des cas « spéciaux ».

Quels sont ces cas spéciaux ? C'est ce qu'il reste à examiner.

« On peut y ranger d'abord les cas faciles de cancers limités, mobiles, opérés à la période précoce, chez un sujet plutôt maigre, sans trop de franges épiploïques gênantes. Je pense que la méthode en un temps peut s'adresser surtout aux cas où on prévoit que, même avec des débridements péritonéaux, la tumeur sigmoïde ne s'extériorisera pas facilement et où il reste peu de place entre la limite inférieure de la tumeur et le cul-de-sac péritonéal ».

CONCLUSIONS

I. Cancers compliqués. — A) D'*occlusion.* — Toute autre intervention que l'anus cæcal est à rejeter comme meurtrière. On la pratiquera à l'anesthésie locale par infiltration.

L'anus sera définitif, ou préliminaire, selon l'opérabilité de la tumeur reconnue dans la suite.

B) D'*Invagination.* — Le seul traitement qui convienne est l'exérèse de toute la masse. — Les tumeurs inextirpables seront traitées par l'entéro-anastomose avec exclusion.

C) D'*Infection.* — Les complications infectieuses seront traitées d'abord pour leur propre compte. Laparotomie et drainage dans les péritonites; incision des collections suppurées. On traitera secondairement la tumeur par l'exérèse.

II. Cancers non compliqués : A) *Cancers inopérables.* — 1. Malades très intoxiqués, en état de déchéance marquée, peu résistants : anus cæcal définitif ou préliminaire à une entéro-anastomose pratiquée après relèvement de l'état général.

2. Malades encore résistants : entéro-anastomose, et principalement iléo-sigmoïdostomie avec exclusion du côté cæcal.

Certaines tumeurs « inflammatoires » reconnues inopérables au cours de cette intervention, pourront régresser et devenir opérables dans la suite.

B) Cancers opérables. — 1. *Cancers droits :* Intervention en un temps : Résection du cæcum et du côlon jusqu'au delà de la tumeur, et anastomose du bout iléal avec le côlon, à distance du siège de la tumeur (iléo-transversostomie de préférence).

Dans certains cas rares d'obstruction chronique ou de mauvais état général, on pourrait opérer en deux temps; le premier temps comporterait une iléo-sigmoïdostomie ou transversostomie; le second temps, la résection de la tumeur.

2. *Cancers gauches.* — Il faut réserver la colectomie en un temps aux malades vus tôt et dont l'affection a été diagnostiquée précocement, non affaiblis ou anémiés, non intoxiqués, non obstrués et n'ayant jamais été ni occlus, ni obstrués. Ces conditions étant rarement réalisées, le procédé de choix est l'extirpation en trois temps menée comme suit :

1. Extériorisation ;
2. Résection tardive ;
3. Cure de l'anus.

Nous préférons cette méthode aux procédés avec anus préalable (JABOULAY) et aux extériorisations avec résection immédiate, qui sont plus graves et ne présentent aucun avantage appréciable.

BIBLIOGRAPHIE

———

Abbé. — Résection du côlon pour cancer. *Annals of Surgery*, t. LIV, août 1911. — *Annals of Surgery*, avril 1912.

Adler. — *Wiener Klin. Woch.*, XXV, 1912.

Albertin. — *Société de chirurgie de Lyon* (1er février 1912).

Ansimoff. — Étude sur les néoplasmes du gros intestin. *Chirurgia*, t. XXVI, No 154, oct. 1909.

Appel. — Technique de la résection du gros intestin. *Protocole des séances et travaux de la Société de chirurgie de Pirogoff*, 1907-1908, t. XXVI.

Arnaud et Delore. — Tumeur du cæcum; résection iléocolique. *Lyon médical*, t. CXV, No 33, août 1910.

Bachanan. — *International Journal of Surgery*, t. XXII, No 5, mai 1909.

Barker. — *The Lancet*, mai 1909.

Barker. — *The Practitioner*, t. LXXXVI, No 2, févr. 1911.

Bayer. — Guérison de côlon après résection suivie de suture. *Zentralblatt. f. Chir.*, t. XXXVII, No 44, octobre 1910.

Bégouin. — *Gazette hebdomadaire des sciences médicales de Bordeaux*, t. XXXII, No 30, juillet 1911.

Blake. — *Société de Chirurgie de New-York*, 10 février 1909. *Annals of Surgery*, mars.

Bonamy. — *Paris Chirurgical*, t. III, No 25, mai 1911.

Bonney. — *The Lancet*, No 4486, 21 août.

Brin. — Communicat. au XXXIe Congrès de l'association française de chirurgie, Paris, oct. 1909.

Brunner. — Sur la résection du côlon. *Correspondaz-blatt für schweizeraerzle*, t. XLV, juin 1911.

Bunts. — La séparation du côlon d'avec son méso. *Annals of Surgery*, t. LI, juin 1910.

Burke. — Cancer de l'angle droit. *Annals of Surgery* F. 54, 1911.

Castaigne. — Cancer de l'angle splénique. *La Clinique*, t. VII, mai 1912.

Caud. — Cancer de l'estomac, résection d'une partie de l'estomac, du foie et du côlon transverse. *Edinburg Medical Journal*, t. VI, janvier 1911.

Cavaillon et Perrin. — La colectomie dans les cancers du gros intestin. *Revue de Chirurgie*, 1908, t. XXXVII.

Cavaillon et Chalier. — Mobilisation opératoire du côlon. *Lyon chirurgical*, 1909, t. I.

Clogg. — Cancer du côlon. Etude de 72 cas. *The Lancet*, No 4440, 1908.

Cape. — Cancer du côlon. *Médical press. and circular.*, t. CXLIV, No 24, 1912.

Crawford-Reuton. — Cancer du côlon. *The Glasgow Médical Journal*, t. LXXIII, No 4, 1910.

Cripps. — Résection du cæcum pour cancer iléo-cæcal. *The British medical Journal*, No 2526, mai 1909.

Croisier et Gayet. — Cancer du cæcum. Extirpation. Anastomose. *Lyon Médical*, t. CXIV, No 10 et 11, mars.

Daussy et Rivet. — Tumeur du cæcum. *Gazette Médicale de Nantes*, t. XXX, No 15, avril 1912.

De Craene. — Cancer ulcéré du côlon. *Journal Médical de Bruxelles*, t. XVII, juin 1912.

Demoulin. — *Bull. et Mém. Société de Chirurgie*, juin et juillet 1913.

Denk. — La cure radicale du cancer du gros intestin. *Archiv. für Klinische Chirurgie*, t. LXXXIX, 1909.

DEPAGE. — 7 cas de colectomies avec 7 guérisons. *Bulletin de l'Académie*, 4ᵉ Série, t. XXIII, oct. 1909.

DICKIC. — Cancer du cæcum; opération, guérison. *The Glasgow médical Journal*, t. LXXV, juin 1911.

DŒBBELIN. — Un cas de résection intestinale pour cancer du côlon. *Deutsche Militari Zeitsch.*, 1908, t. XXXVII.

DUBROWOLSKI. — Traitement chirurgical du cancer du côlon. *Gazeta Le Karska*, t. XXX, oct. 1910.

DON. — Cancer du côlon. *Edinburg Medical Journal*, t. IV, mai 1910.

DUVERGEY. — Cancer du cæcum. *Gaz. hebdom. des Sc. Médic. de Bordeaux*, t. XXXI, janv. 1910.

EDINGTON. — Cancer du cæcum. *The Glasgow Med. Journ.*, t. LXXIII, mars 1910.

ENDERLEN. — Tumeurs du gros intestin. *Munchen. Mediz. Woch.*, t. LVII, févr. 1910.

ENGELSMANN. — Diagnostic et traitement des cancers du gros intestin. *Thèse de Leipsig*, mars 1909.

ERDMAN. — Excision du côlon. *Société de Chir. de New-York, Annals of Surgery*, 11 nov. 1908.

ERDMAN. — Chirurgie du gros intestin. Considérations sur une série de 7 cas. *Americ. Journal of Surgery*, t. XXIV, Nᵒ 9, sept. 1910.

FERRON et LAUNAY. — Occlusion pour cancer colique. Iléorectostomie. *Bull. et Mém. de la Soc. de Chirurgie*, 17 févr. 1909.

FIORI. — *Société Médico-chirurgicale Modène*, 11 déc. 1908.

FRANCK. — Cancer du cæcum. *The J. of the Am. méd. Assoc.*, t. LVI, Nᵒ 6, févr. 1911.

GAYE. — Cancer du côlon. — *The Boston méd. ano. sing. Journal*, t. CLXV, Nᵒ 13, sept. 1911.

GAUTHIER. — Cancer du côlon. *Lyon Médical*, t. CXVI, Nᵒ 12, 1911.

Delore. — Cancer du cæcum, *Lyon Médical*, t. CXVII, N⁰ˢ 45, 46, 47.

Gernez. — Traitement chirurgical de l'invagination intestinale chronique, Paris 1906.

Gibson. — Résection du côlon pour cancer. *Annals of Surgery*, t. L., N⁰ 3, sept. 1909.

Gibson. — Cancer du côlon transverse. *Annals of Surgery*, t. L., N⁰ 2, août 1909.

Guilbaud. — Rétrécissement néoplasique du côlon. *Gazette médicale de Nantes*, N⁰ 20, mai 1912.

Guillaume, Louis. — Cancer du gros intestin. *Archiv. Médico-Chir. de Province*, t. VII, N⁰ 4, avril 1912.

Haegler. — Traitement du cancer du côlon pelvien *Correspond. blal. f. Schw. Aezte.*, t. XLII, août 1912.

Hall. — *The Canada Lancet.*, t. XLIII, N⁰ 6, févr. 1910.

Haman. — Un cas de sarcome du cæcum. *Surgery, Gynec. and obst.*, t. IX, N⁰ 3, sept. 1909.

Heirxheimer. — Lymphosarcome du cæcum. *Berliner Klin. Woch.*, t. XLVIII, août 1911.

Hénault. — Cancer du cæcum. *Annales de la Société belge de chirurgie*, t. XI, janv. 1912.

Henkel. — Cancer du cæcum. *Zeitsch. für Geburtzhulf. and Gyn.*, t. LXVI, 1910.

Honman. — Kyste hydatique du côlon. *Australian méd. Journ.*, t. I, août 1911.

Huguier. — Deux cas de résection du gros intestin pour cancer. *Paris chirurgical*, t. III, N⁰ 10, déc. 1911.

Hutchinson. — Actynomicose du côlon. *Montréal Méd. Journ.*, t. XXXIX, mai 1910.

Hutchinson et Walbach. — Cancer de l'angle splénique. *Montréal méd. Journal*, t. XXXIX, juillet 1910.

Jaboulay. — Cancer de l'angle droit. *Lyon Médical*, 114, 1910.

JABOULAY et CAVAILLON. — La cure radicale du cancer du côlon. *Lyon Médical*, 1908, No 13.

JUDD. — Cancer du côlon ascendant. *Medical record*, t. LXXXVI, févr. 1910.

KASEMAYER. — L'invagination intestinale par tumeur. *Deutsch. Keitsch. f. Chir.*, t. CXXIV, août 1912.

KORTE. — Cancer double du côlon pelvien et de l'angle splénique. *Réunion des Chirurgiens de Berlin*, 1909, 8 fév.

KUTTNER, ŒLSNER. — Cinq cas de tumeur du gros intestin. *Berlin. Klin. Wochensch.*, 1908, 14 déc.

LAMBRET. — Cancer du cæcum. *Echo Médical du Nord,* 12 mai 1912.

LAVENSTEIN. — Fibromyome du côlon transverse. *Deutsche Mediz. Woch.*, t. XXXVII, janv. 1911.

LEDDERHOSE. — Sur la chirurgie du côlon. *Deustch. Mediz. Woch.*, t. XXXVIII, juillet 1912.

LENORMANT et HEITZ-BOYER. — Cancer cavitaire de l'angle droit. *Bull. el Mém. de la Soc. Anatom.*, t. LXXXV, fév. 1910.

LETOUX et MALHERBE. — Cancer du côlon transverse. *Gaz. médicale de Nantes*, t. XXX, No 24, juin 1912.

LÉVY et ROUX-BERGER. — Perforation du cæcum au cours d'un cancer de l'angle droit. *Bull. el Mém. Soc. Anatcm. de Paris*, t. XII, L. 776-785.

LILIENTHAL. — Résultat de résection du côlon après 17 ans. *Annals of Surgery*, t. III, août 1911.

LUSK. — Technique de la libération de l'S iliaque. *S. G. and obstr.*, août 1908.

MALCOLM. — Cancer du cæcum. *The Lancel*, No 4546, oct. 1910.

MARRO. — Des exclusions du gros intestin. *Revue de chirurgie*, No 5, mai 1912.

MAGNIAUX. — Cancer de l'S iliaque. *Normandie médicale*, No 5, mars 1911.

MARTEL.— Cancer du cæcum, résection. *La Loire Médicale*, avril 1909.

MATHIEU. — Les cancers du cæcum et de la valvule de BAUHIN. *La Clinique*, t. VI, N° 6, févr. 1910.

MAYER. — Cancer du cæcum. *Ann. el Bull. Soc. anatom. path. de Bruxelles*, avril-mai 1909.

MAGLARD. — Colectomie pour cancer du côlon. *The Glasgow Medical Journal*, t. LXXVI, août 1911.

MAYO. — Chirurgie du gros intestin. *S. G. and obst.*, juillet 1909, N° 1, t. IX.

MILES. — Le traitement du cancer du côlon pelvien. *The Glasgow Medical Journal*, t. LXXVII, févr. 1912.

MILES. — Cancer de l'angle gauche. *Edinburg Med. Journ.*, N° 6, juin 1910.

MORSKOWICZ. — Cancer du côlon. *Wiener. Klin. Woch.*, 26 mars 1909.

MOYNIHAN. — Chirurgie du gros intestin. *Semaine Médicale*, 26 août 1908.

MOYNIHAN. — Chirurgie du gros intestin. *Surgery, Gyn. and obstet.*, mai 1908.

NAZ et JABOULAY. — Cancer du côlon. *Lyon Médical*, t. CXIV, N° 9, févr. 1910.

OKINCZYC et COMBIER. — Cancer de l'angle droit. *Bull. de la soc. anat. de Paris*, t. X, févr. 1909.

PAUCHET. — Chirurgie du gros intestin. *Archives provinciales de Chirurgie*, t. XX, juillet 1910.

PAUL. — *The Lancet*, t. CLXXXII, juillet 1912.

PECK. — Cancer de l'angle gauche. *Annals of Surgery*, févr. 1911, p. 291, 306.

PETERMANN. — Cancer du côlon. *Réunion libre des Chirurgiens de Berlin*, 10 févr. 1908.

POZZI et BENDER. — Cancer de l'angle droit. *Bull. el Mém. Soc. anat. de Paris*, t. XII, N° 5, mai 1910.

PRINCETEAU et GLÉNARD. — Cancer du côlon. *Gaz. hebd. des Sc. Méd. de Bordeaux*, N° 12, 12 mars 1911.

PROUST, WALFROMM, BENDER. — Cancer du côlon transverse. *Bull. Mém. soc. anal.*, 2 févr. 1910.

REICHEL. — Sur la technique de la résection du gros intestin. *Archiv. für Klin. Chir.*, t. CXV, f. 4, 1911.

RIVET et FAVREUL. — Cancer du cæcum et côlon ascendant. *Gaz. Méd. de Nantes*, No 15, avril 1911.

ROGER et GARNIER. — *C. R. Soc. de Biologie*, t. LXI, juillet 1906.

ROSENBLUM. — Sarcome du cæcum. *Chir. Arch. Veliam.*, t. XXVII, 1911, No 4.

SALSALARI. — 3 cas d'ablation du cæcum. *La Clinica chirurgica*, t. XVIII, No 1, janvier 1910.

SAVARIAUD. — Sur le cancer térébrant du gros intestin. *Bull. et Mém. Société de Chirurgie*, t. XXXVI, No 33, nov. 1910.

SAVARIAUD et BAZY. — Deux cas de cancer du côlon. *Bull. et Mém. Société de Chirurgie*, t. XXXV, 22 juin, No 22.

SCHMIDT. — Sur les tumeurs du gros intestin. *Beitrage zur Klin. chir.*, t. LXXIV, juillet 1911.

SCHUITZLER. — Sur les cancers de l'intestin. *Wien. Klin.*, t. XXV, No 1 et 2, janv. 1911.

SEELINGHAN. — Tumeur maligne du côlon. *Deutsche Mediz. Woch.*, t. XXXVII, janv. 1911, No 1.

SIEGEL. — Résection du côlon pour occlusion aiguë. *Soc. Méd. de Francfort (Munchen. Mediz. Woch.)*, 7 sept. 1908.

SLECHTENDAHL. — Traitement du moignon dans les opérations sur le cæcum. *Deutsch. Mediz. Woch.*, t. XXXVII, No 39, sept. 1911.

SMITH. — Diagnostic et traitement du cancer du cæcum. *Annals of Surgery*, t. L, No 3, sept. 1909.

SOUCHET. — Néoplasme de l'estomac et du côlon transverse. *Journal de Médecine de Bordeaux*, t. XLI, No 9, 26 févr.

TAYLOR. — Chirurgie des tumeurs du gros intestin. *Dublin Journ. of Med. Sc.*, No 459, mars 1910.

TESSON. — Cancer du cæcum. *Bull. de la Soc. de Médecine d'Angers*, t. CXVI, N° 8, nov. 1911.

TIETZE. — Sur la technique de la résection du gros intestin. *Berlin. Klin. Woch.*, t. XLII, N° 8, 21 févr. 1910.

THEVENET. — *Gaz. des Hôp.*, 7 nov. 1908.

THOMACHEVITCH. — Étiologie et résection du cancer du cæcum. *Chirurgica*, t. XXVI, N° 156, Déc. 1909.

VIANNAY. — Cancer du côlon pelvien. *La Loire Médicale*, t. XXX, N° 2, févr. 1911.

VIANNAY. — *La Loire Médicale*, XXIX, N° 10, 15 oct. 1910.

VIANNAY. — XXVe Congrès de l'Assoc. Franç. de Chir., Oct. 1912. *Archives provinciales de Chirurgie*, t. XX, 3 mars 1911.

VIANNAY et THIOLLIER. — *La Loire Médicale*, t. XXVIII, N° 7, juillet 1909. — N° 1, janv. 1910.

VON HABERER. — Sur la résection primitive du gros intestin. *Arch. für Klin. Chir.*, t. XCIV, mars 1911.

WALLACE. — Endothéliome du cæcum. *Edinburg Medic. Journal*, N° 1, juillet 1910.

WATSON. — Cancer du cæcum. *Proceedings of the Royal Society*, t. IV, 1911.

WELSH. — Sur le cancer du gros intestin. *Edinburg Med. Journ.*, t. VIII, N° 2, Févr. 1912.

WENDEL. — Chirurgie du gros intestin. *Munchen. Mediz. Wochensch.*, t. LVII, N° 8, févr.

WETTE. — Diagnostic et traitement du cancer du gros intestin. *Archiv. für Klinisch. Chir.*, t. XCI, f. 4, 1910.

WILMAUS. — Sur la résection du gros intestin. *Zentralblatt f. Chir.*, t. XXXVII, N° 35, août 1910.

WALDENSTROM. — Cancers du gros intestin. *Nordische Mediz. Arch.*, 1911, I, t. XLIV.

WOLFAERT. — Cancer du cæcum. *Journal Médical de Bruxelles*, t. XVII, N° 5, févr. 1912.

ZUCCHARINI. — Le traitement palliatif du cancer du côlon. *La Clinica chirurgica*, t. XVIII, N° 9, sept. 1909.

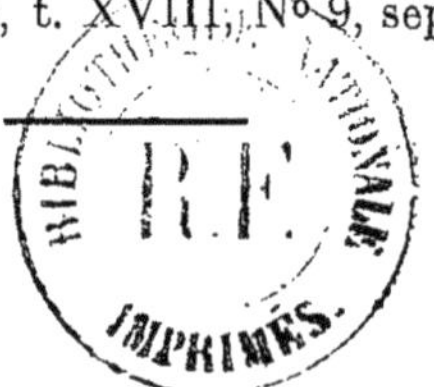

TABLE DES MATIÈRES